テレビで続々紹介
体のゆがみはコレ1冊!

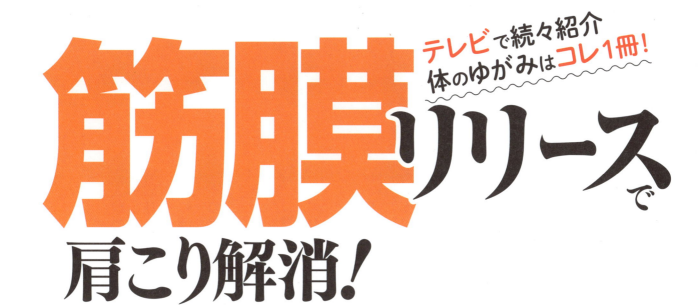

筋膜リリースで肩こり解消!

首都大学東京大学院 教授
理学療法士・医学博士
竹井 仁 監修

イースト・プレス

はじめに

　人類の祖先は四つ足でした。その頃は、両手も地面に着いていたため、肩周りの筋肉も強く、尻尾もあったので骨盤の下にある骨盤底筋群《こつばんていきんぐん》も発達していました。

　その祖先が、発達する脳に高エネルギーの食べ物を提供するため、道具を使って木の上の果物を取り、その食べ物を求めてサバンナを2000km歩き、結果的に二本足の直立歩行へと進化しました。

　これは進化のはずです。でも、肩周りの筋力は四つ足のときよりも弱くなり、左右4kg、合わせて8kgの両手をぶら下げ、5～6kgの頭を乗せなければならなくなりました。尻尾もなくなり、骨盤底筋群は内臓の重さを支える役割へと変化しました。

　二本足の二足歩行に進化したはずなのに、首・肩・腰部が構築学的に弱くなった上に、文明社会の進歩が、ストレスの増大（精神疲労の蓄積）や単調労働（局所疲労の蓄積）、運動不足（運動と栄養のインバランス）を生じさせ、肩こり・首こり・腰のハリなどで悩む人は後を絶ちません。

　英語では、こりは「stiffness」と表記します。つまり「硬い」と表現するのです。首が硬い、肩が硬い、腰が硬い、ふくらはぎが硬いなど、すべて「stiffness」で表現します。

　しかし、日本語では、首と肩は、「凝《こ》り」を使いますが、腰やふくらはぎには「凝り」は使いません。実際には同じ状態なのですが、日本人は首と肩に特に問題を抱えているので、特別に「凝り」を使っているのですね。昔から、日本人は和式生活のためか、ねこ背で巻き込み肩の人が多く、日本人は肩甲骨がだんだんと動かなくなり、こりがひどくなるという特徴を持っています。

では、なぜ肩や首が凝るのでしょうか？

そのこりは防げるのでしょうか？

こりは解消出来るのでしょうか？

こりの原因は、悪い姿勢や同じ筋肉を持続的に使いすぎることや、不良姿勢などによって、ある一部の筋肉が緊張して硬くなることで、筋肉内の血行が悪くなり、疲労物質がたまります。運動不足によってこりは重なり、その痛みで筋肉はさらに緊張します。頭痛やかすみ目、耳鳴り、腰痛など様々なからだの不調も引き起こしてしまうのです。高齢になればからだの不自由さにもつながります。

この本では、「凝り」に関する皆さんの疑問を医学的な見地から解き明かしていきます。

納得しながら読み進めていただき、運動していただき、その運動を続けていただく。それが私の望みです。

本書が、皆さんからこりを無くす、道標になれば幸いです。

継続は力なり！

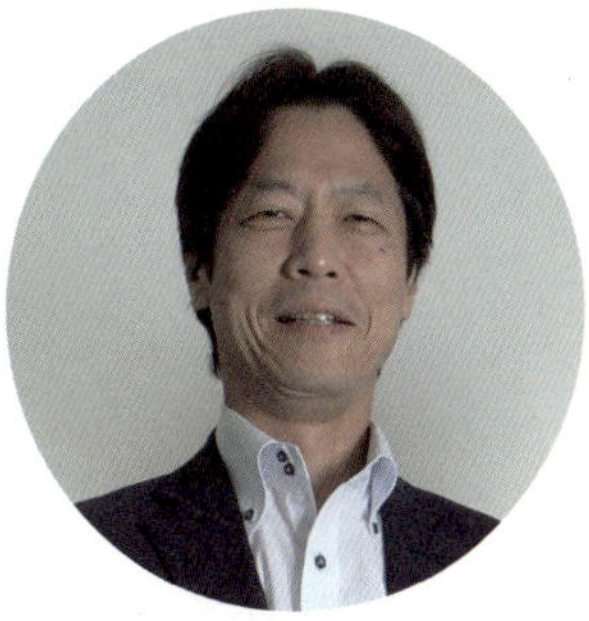

監修　**竹井 仁**　理学療法士 医学博士

首都大学東京大学院 人間科学研究科理学療法科学域ならびに健康福祉学部理学療法学科教授。日本理学療法士協会専門理学療法士(基礎系、運動器系)。認定理学療法士(徒手理学療法)。公益社団法人東京都理学療法士協会副会長、公益社団法人日本理学療法士協会運動器理学療法分科学会副代表、公益社団法人日本理学療法士協会徒手理学療法部門代表幹事、日本徒手理学療法学会理事長。専門分野は、徒手理学療法、運動学、神経筋骨関節疾患。整形外科のクリニックでの理学療法業務も行う。医学的知識に基づいたからだのリセット術に関しては、170本以上のテレビ出演や250冊以上の各種雑誌で取りあげられている。

自宅でカンタン
筋膜リリースで
肩こり解消！

目次

第1章

肩こり対策の革命児!
筋膜リリース徹底解説

揉んだり、叩いたり、あたためたり……。
どんなに手をつくしても、肩こりが再発、悪化してしまうのは、
一人ひとりちがう肩こりの原因に、正しい対策をとっていないから。
まずは、自分のからだのくせと肩こりの原因を知ることが、
「二度と再発しない一生こらないからだ」を
手に入れるための第一歩です。

肩こりの9割は……自分で治せます！

肩こりの仕組み、わかってますか？

何をやっても治らない、慢性化した肩こりは、日本人の国民病！
あなたのしつこい肩こり、もしかしたらケアの仕方がまちがっているのかもしれません。

こりの原因

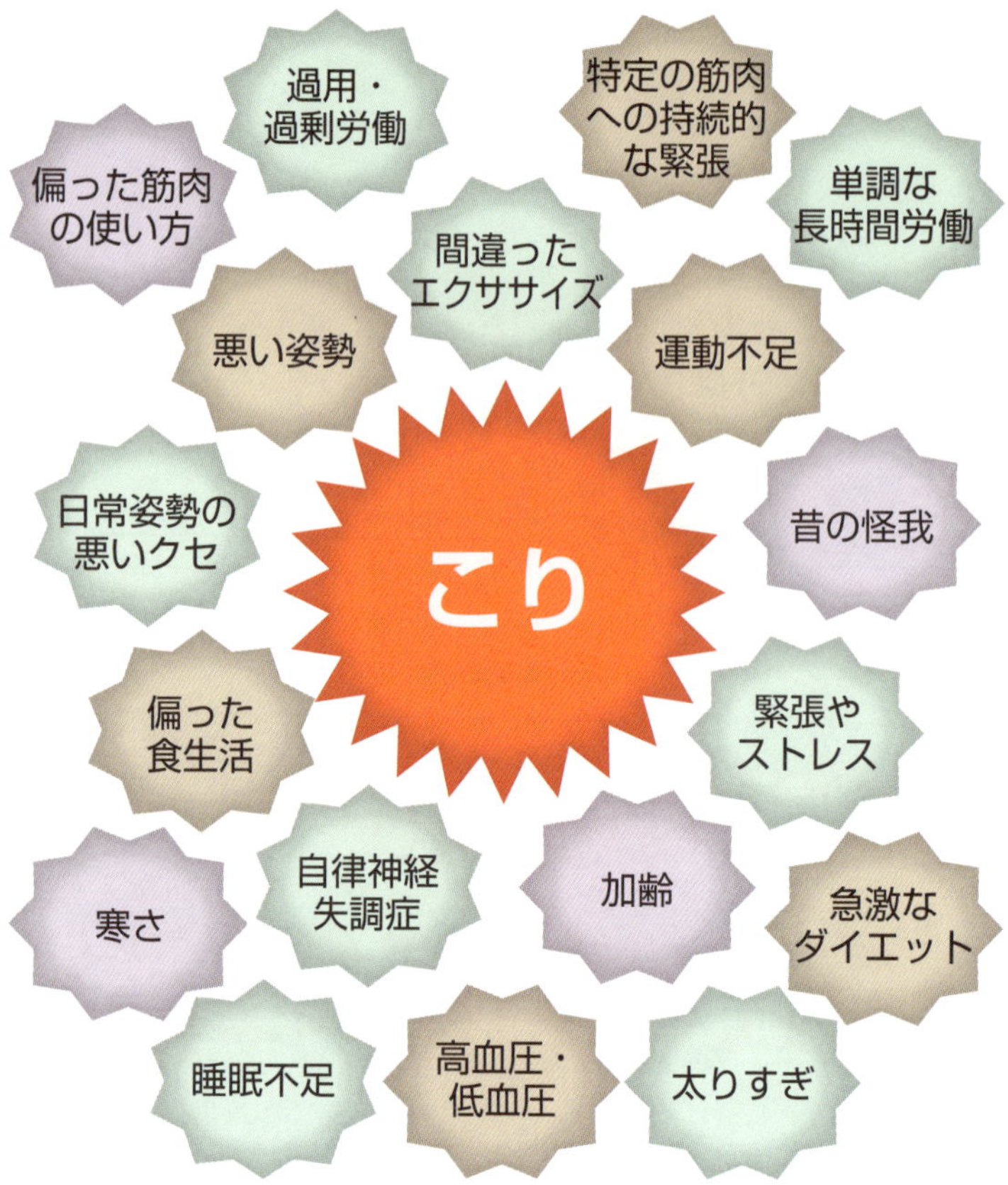

こり
過用・過剰労働
特定の筋肉への持続的な緊張
偏った筋肉の使い方
単調な長時間労働
間違ったエクササイズ
悪い姿勢
運動不足
日常姿勢の悪いクセ
昔の怪我
偏った食生活
緊張やストレス
寒さ
自律神経失調症
加齢
急激なダイエット
睡眠不足
高血圧・低血圧
太りすぎ

なぜ、肩こりが生じるの？その理由は……

肩こりとは、筋《きん》や筋膜《きんまく》あるいは関節に対する使いすぎが原因で生じる症候名《しょうこうめい》（症状）です。原因となる障害や損傷《そんしょう》がなく神経症状も明らかでないにも関わらず、肩から頸部《けいぶ》・僧帽筋《そうぼうきん》部・肩甲骨《けんこうこつ》間部にかけての不快感があり、痛みや感覚異常がある状態を指します。

原因はさまざまで、不良姿勢・運動不足・不適切な運動・過剰労働・精神的緊張・自律神経失調・循環障害・加齢・寒冷などが誘発《ゆうはつ》因子《いんし》となります。作業場の明るさ、机の高さ、仕事のスピードや量などの環境的要素も肩こりの原因となりえます。

他には、昔のケガが不良姿勢をさらに悪くして、筋膜を介して肩・首まわりの筋肉が硬くなることもあります。手首を骨折したときの手術が、肩までつながる筋膜を介《かい》して肩こりを発生させることもあるのです。

また、肩の筋肉は何層にもなっています。表面だけがこっている人は少なく、慢性症状《まんせいしょうじょう》になるほど何層にも重なってこってきます。この肩こりを、私は**「ミルフィーユこり」**と呼んでいます。

筋膜を介して他の部位から肩こりを起こしている場合や、ミルフィーユこりの場合は、マッサージや鍼灸《しんきゅう》、生理的食塩水の注射などは対処療法でしかありません。

あなたの「こり」、筋膜が原因かも……

筋膜は、全身にはりめぐる「第二の骨格」

「筋膜」は筋肉をつつむ膜で、筋肉の運動をなめらかにするなどの働きがあります。筋膜以外を溶かしても身体の形が残るため、「第二の骨格」とも呼ばれる重要な存在です。

筋膜とは浅筋膜《せんきんまく》、深筋膜《しんきんまく》（腱膜《けんまく》筋膜《きんまく》）、筋外膜《いんがいまく》、筋周膜《きんしゅうまく》、筋内膜《きんないまく》の5つを指します。文字通り筋肉を包み込んでいる膜で、筋線維《きんせんい》1本1本の中まで入り込みます。

常に姿勢を変えたり、リラックスを心がけていれば、筋膜の伸び縮みはスムーズに行われます。しかし、筋肉が過剰に収縮していると、筋膜がこり固まり、よじれてねじれて自由に動けなくなってしまいます。

さらに、深筋膜のつながりは縦、横、ななめへとさまざまなパターンで全身に緊張を伝えます。足の捻挫《ねんざ》が肩こりに、指の腱鞘炎《けんしょうえん》が肩こりに、腰痛が肩こりに、とさまざまなつながりが生じます。

肩こりに関連する筋肉

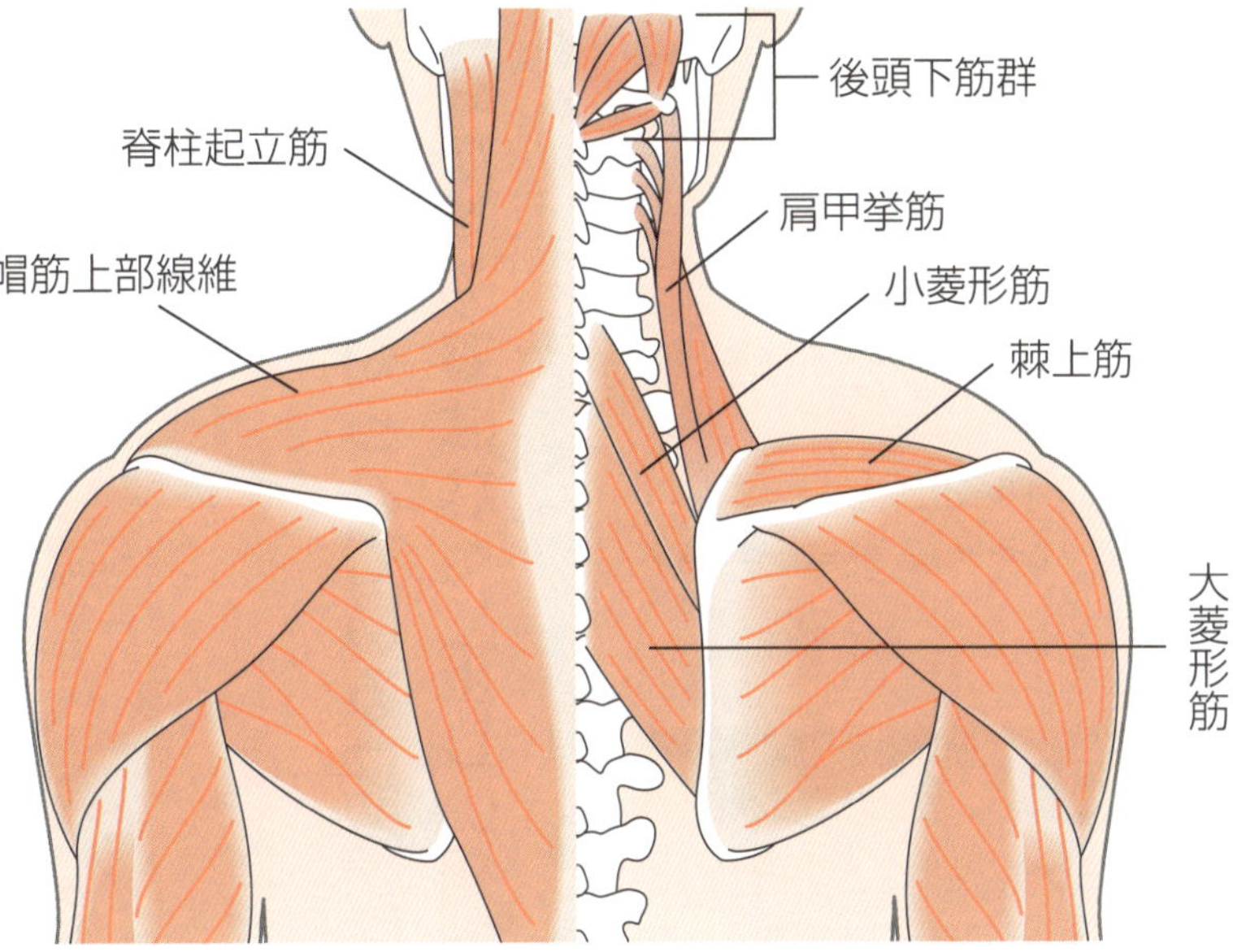

こりの悪循環

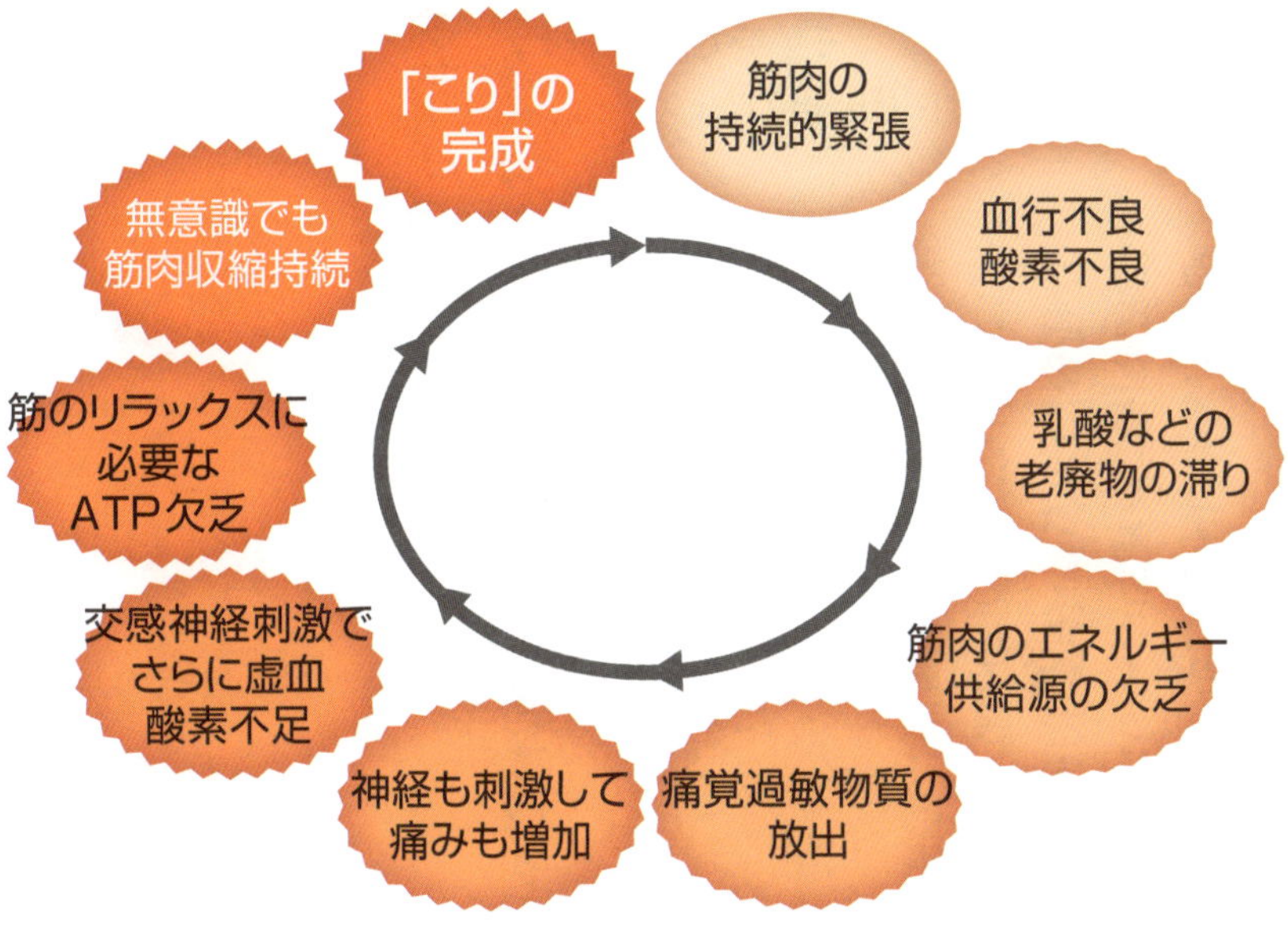

肩こり撃退の「スーパースター」

身体の不調を撃退する筋膜リリース

民間療法として知られている「筋膜はがし」はまちがった治療法です。無理にはがすのではなく、正しい知識でリリース（解きほぐす）して、肩こりとさよならしましょう。

筋膜の構造

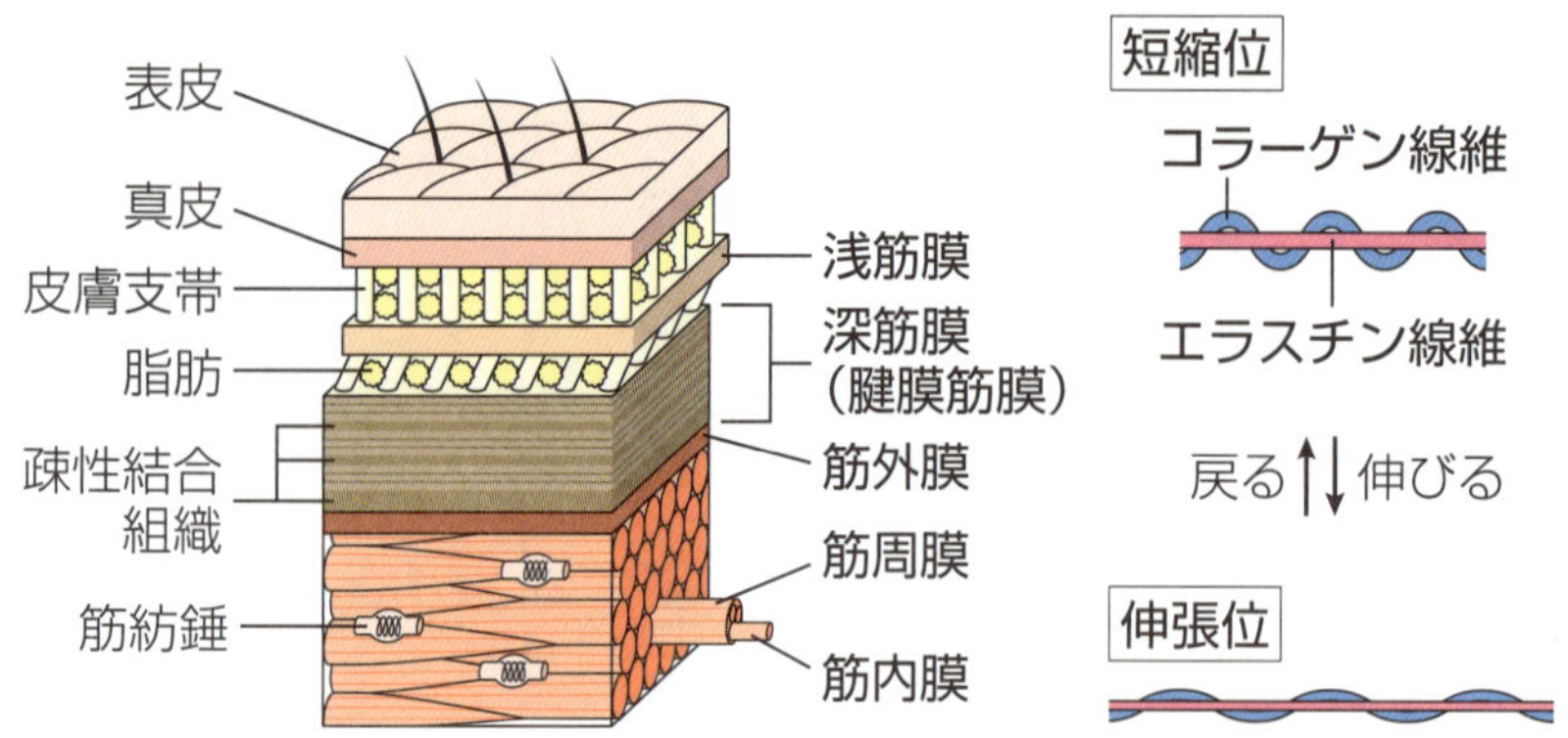

筋膜のコラーゲンとエラスチン

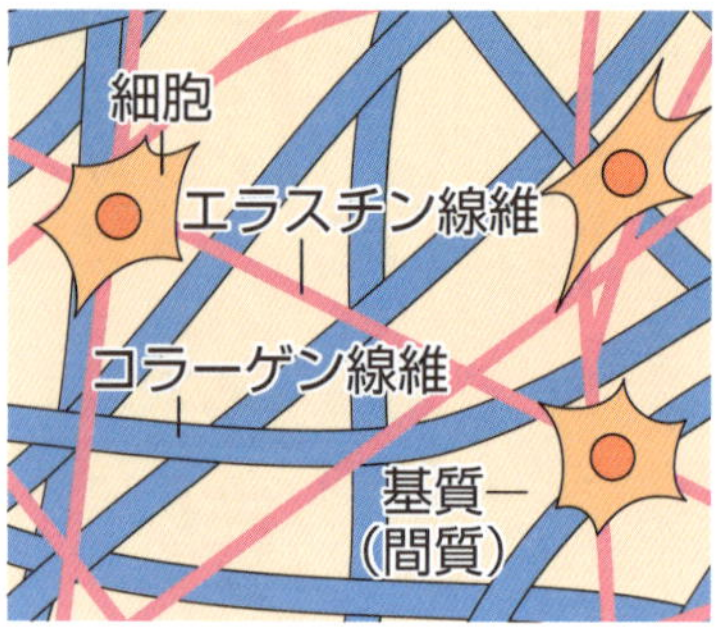

筋膜は「コラーゲン線維」と少量の「エラスチン線維」からできています。イスに座ってお尻の形がつぶれて広がっているとき、エラスチン線維はゴムのように伸びます（**伸張位**《しんちょうい》）。立ち上がってお尻が元の形に戻るのは、エラスチン線維が元の長さに戻り、コラーゲンが元の形を復元するからです（**短縮位**《たんしゅくい》）。

無理な「筋膜はがし」は逆効果!?

筋膜リリースの目的は、**筋膜のねじれやよじれを元に戻し、筋と筋膜の正しい伸張性《しんちょうせい》を回復し、筋肉が正しく動けるように回復すること**にあります。リリースとは「解きほぐす」ということを意味します。四方八方に交差しているコラーゲン線維とエラスチン線維が一部に寄り集まった状態を、時間をかけて解きほぐすことが、筋膜リリースの基本です。

筋膜の基質《きしつ》はねばりっこいゲル状になっていますので、これをサラサラな水溶液のゾル状に変化させるには、時間がかかります。とくに、コラーゲンがほぐれなくなっており、これをほぐすには無理な力では逆効果です。その代わりに、**穏やかな持続した気持ちいいくらいの伸張**をすることが、ねばりっこくなった基質の密度を変化させ、コラーゲン線維の制限を解きほぐすことにつながります。

筋膜をリリースしていくと、最初の10秒ほどはエラスチン線維が伸ばされます。その後、伸びる感じが止まってきますが、これがコラーゲン線維の制限です。ここからが本当のリリースになります。**気持ちいいくらいの穏やかに伸びた感じで、90秒から3分間（長くて5分間）くらい待つ**と、筋膜のねじれが解放されていきます。

第2章

肩こり脱出への道

さて、いよいよ自分自身でこりを治していく方法を紹介していきます。

毎日の生活の中で、正しい医学的理論に裏付けられた方法で「不調」は治ります。

そのためには、こった部分だけをみてもダメ、ストレッチだけ行ってもダメ、マッサージだけに頼ってもダメ、筋トレだけでもダメ、一般的な○○体操はもっとダメなのです。

人によって、やっていい体操とやってはいけない体操があります。からだ全体のバランス調整が何よりも大切です。正しい方法をあきらめないで継続していきましょう。

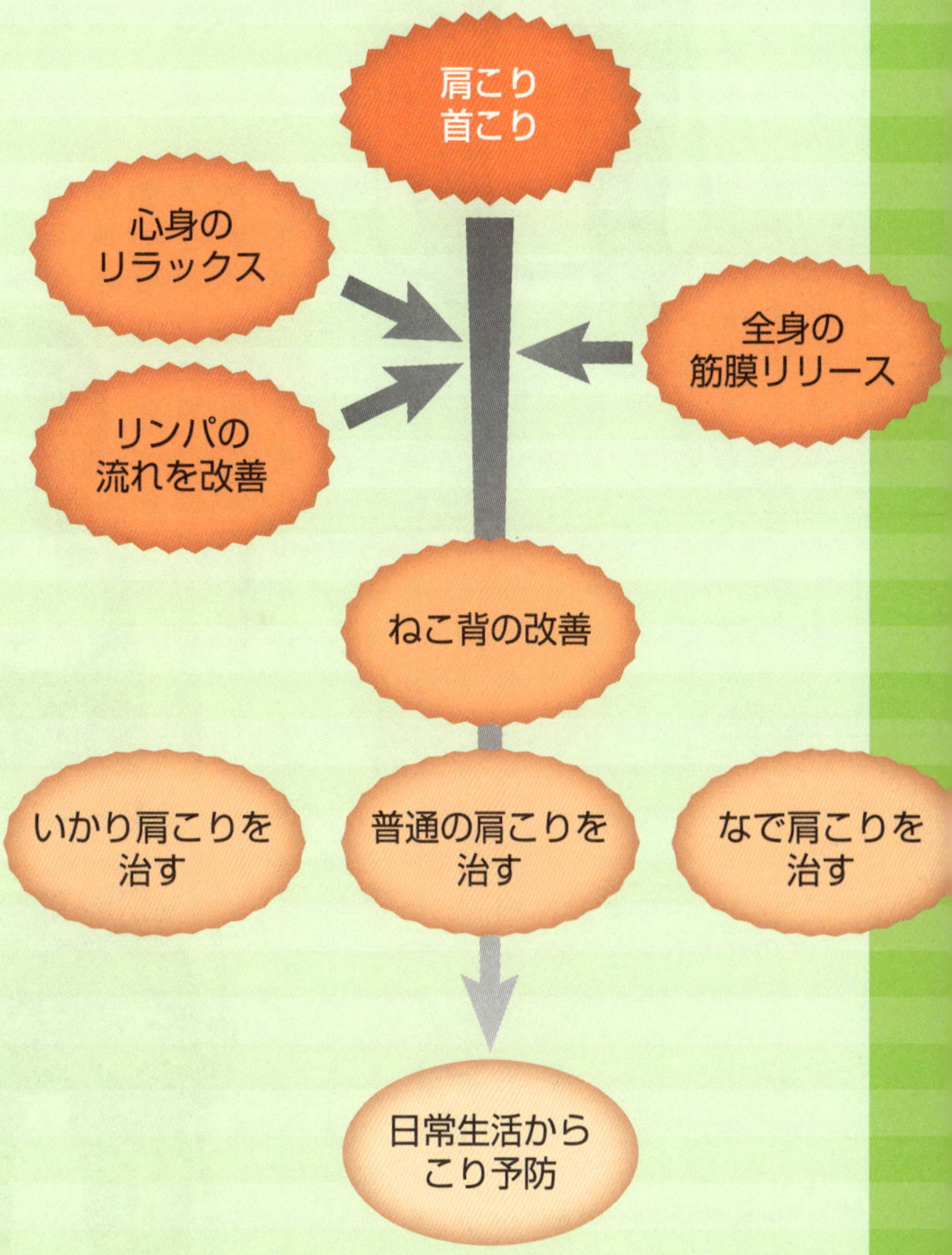

心身リラックス

両肩持ちあげ・ストンリラックス

3〜5秒×5回

筋の収縮(ぐっと力を入れる)と弛《し》緩《かん》(力を抜く)を繰り返すことで、力の抜けた状態を覚えていきます。

いつでもどこでも力が抜けるようになると、心身ともにリラックスし、毎日の生活に活気を取り戻せるようになります。

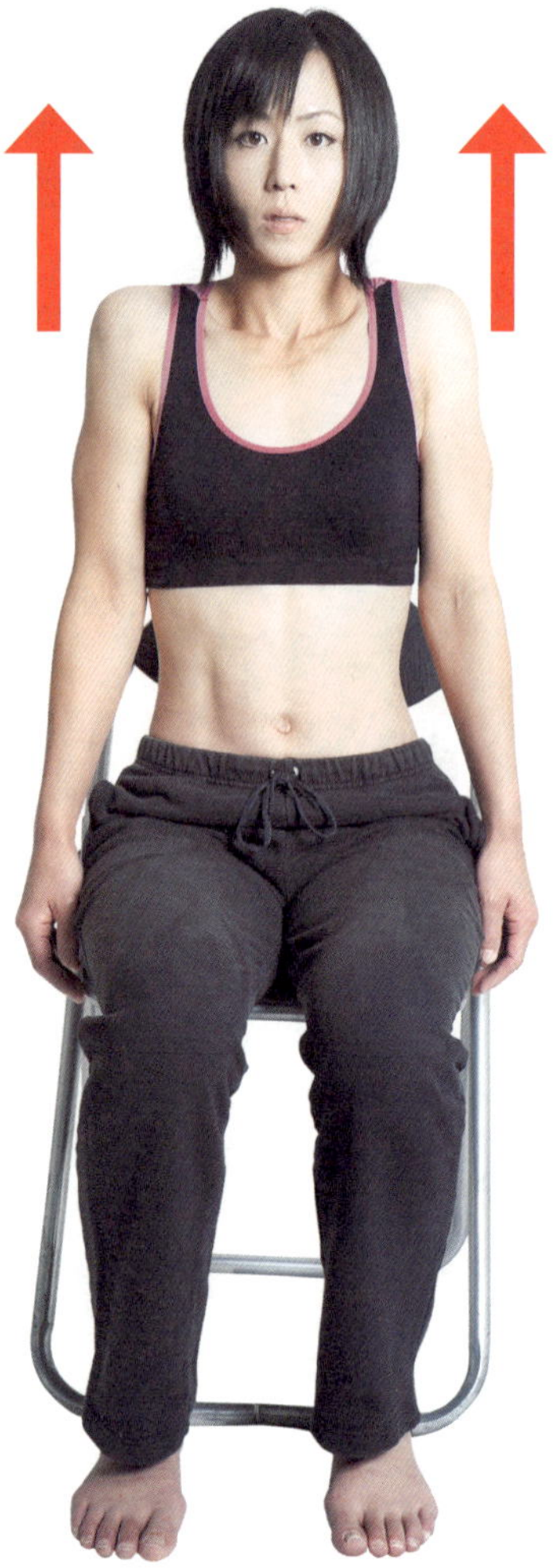

1

いきまないように、両肩をぐっと上に持ちあげて3〜5秒間止めます。

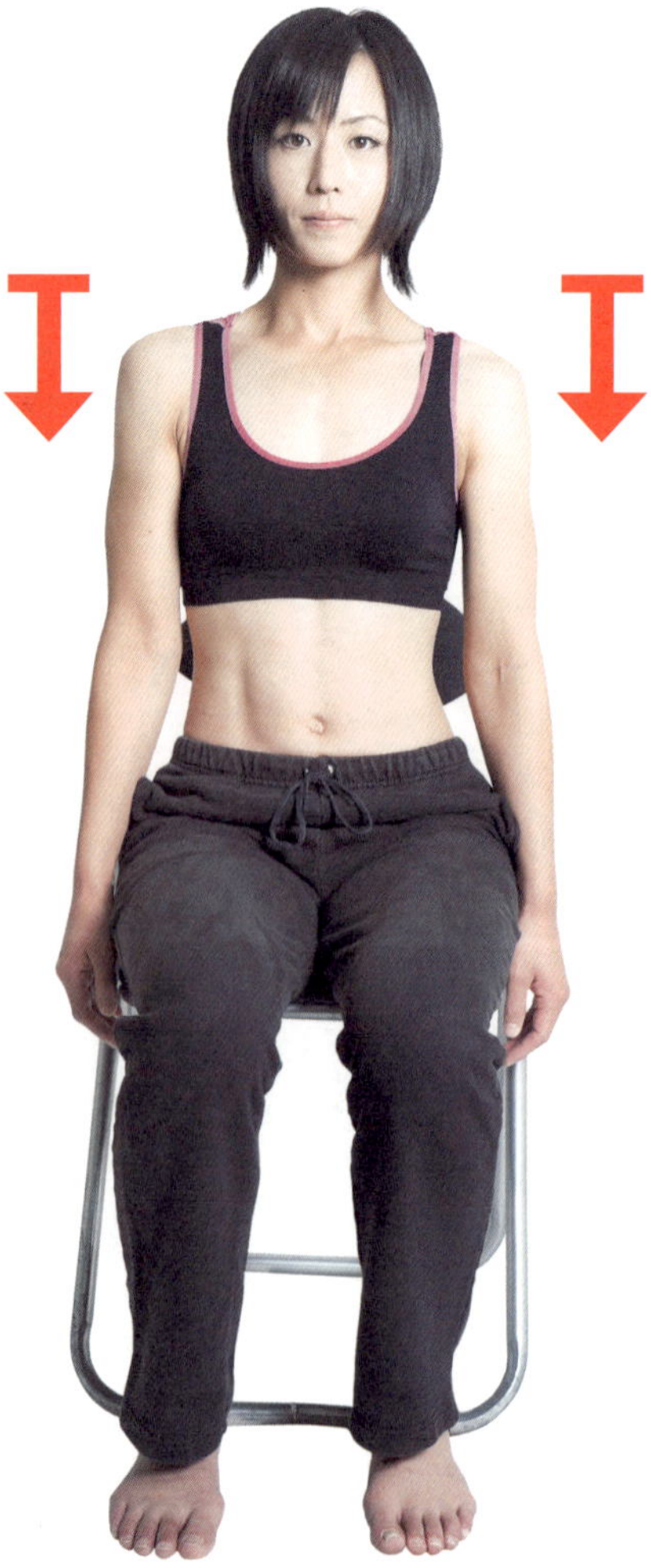

2

トンと力を抜いて落とします。立ちながらでもOKです。5回以上行ってください。

心身リラックス

両腕持ちあげ・ストンリラックス

3〜5秒×5回

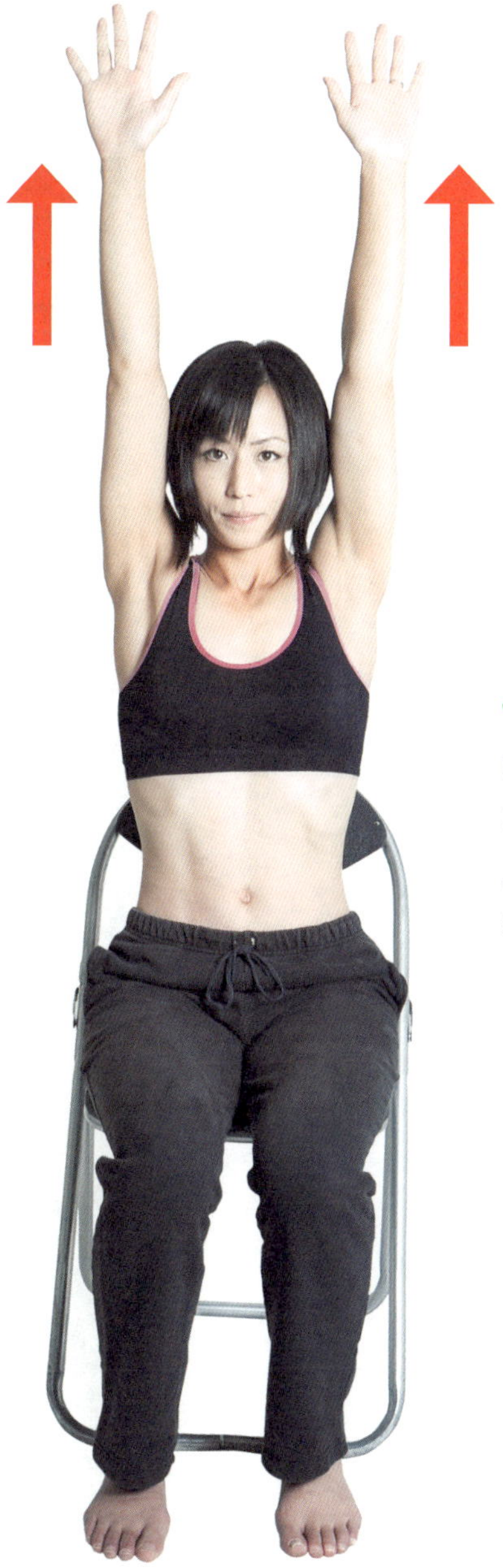

1

いきまないように、両腕を真上まで伸びをするように持ちあげて3〜5秒間止めます。

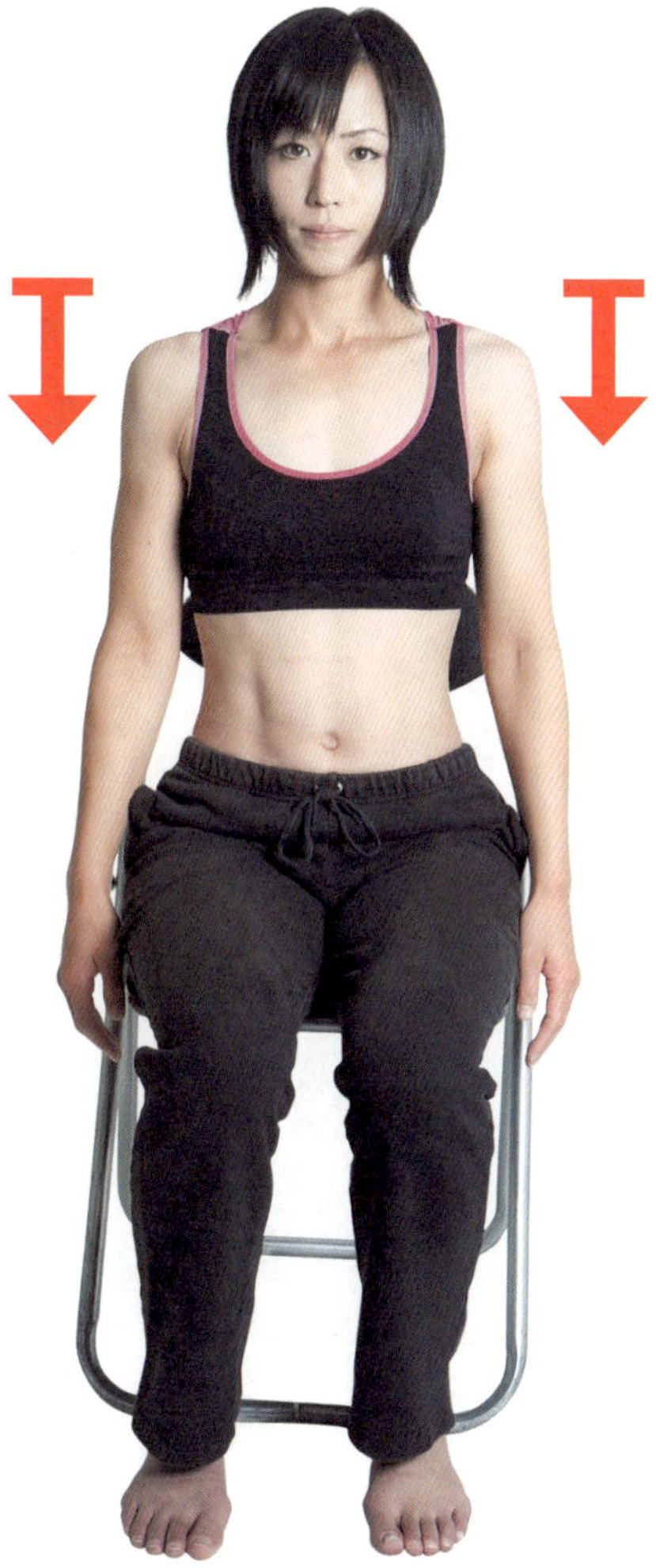

2

ゆっくりゆるめて下ろします。立ちながらでもOKです。5回以上行ってください。

心身リラックス

頭持ちあげ・ストンリラックス

3〜5秒
×
5回

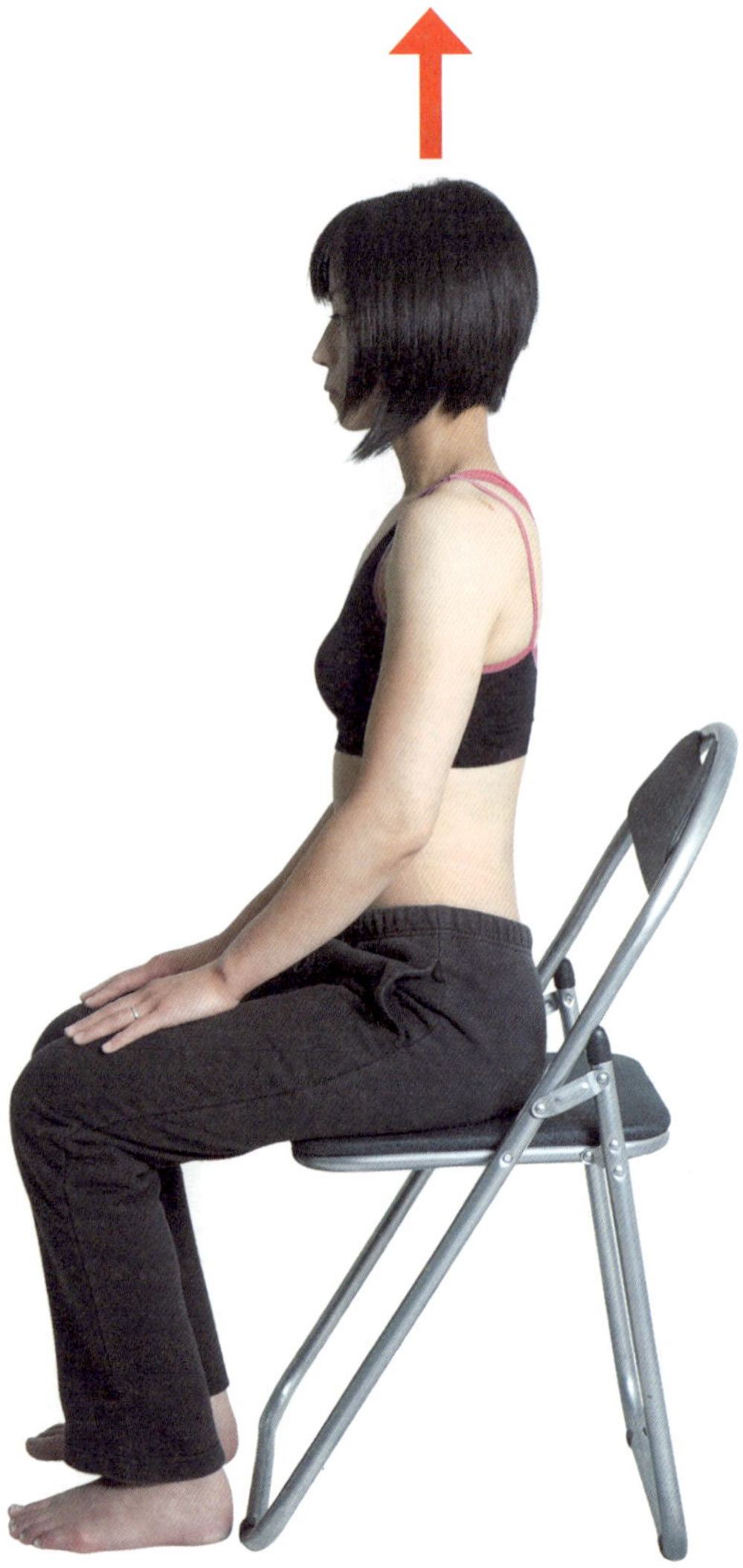

1

いきまないように、腰を伸ばして上半身から頭を天井に近づけるようにまっすぐにして、3〜5秒間止めます。

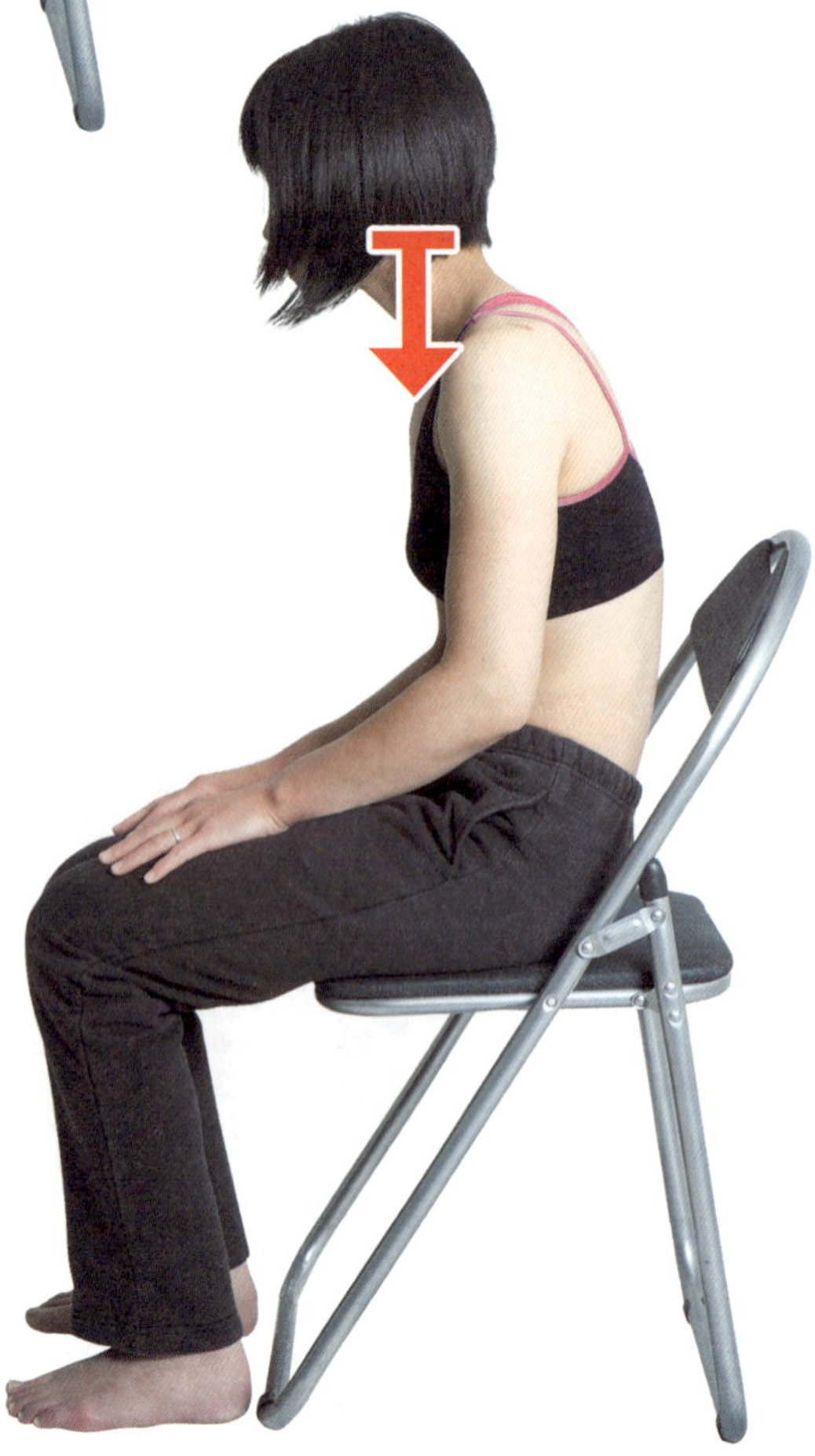

2

力を抜いて背中を丸くし、からだ全体を沈めるようにします。立ちながらでもOKです。5回以上行ってください。

心身リラックス

腕ブラブラリラックス

力が抜けるまで

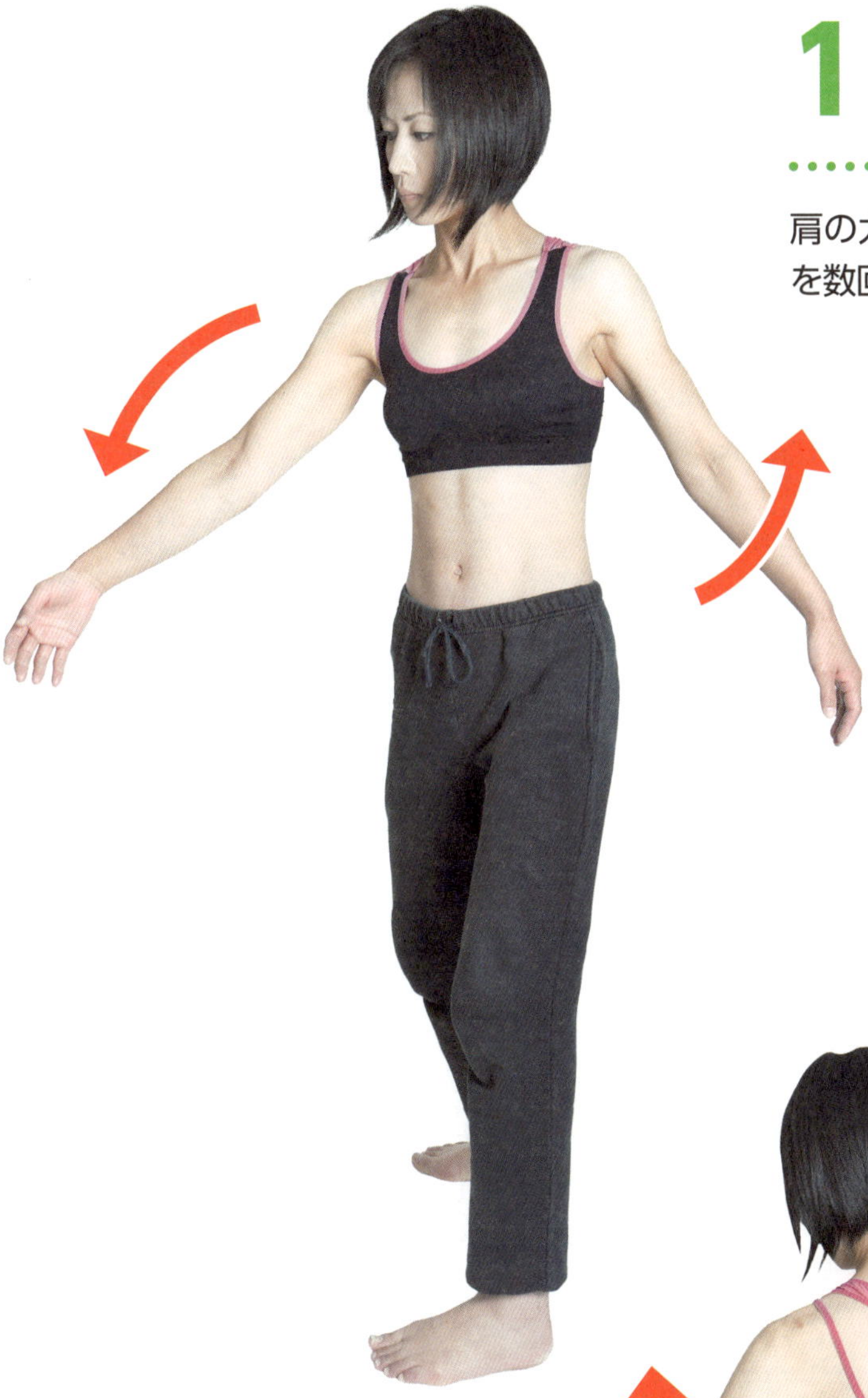

1

肩の力を抜いて、腕全体を数回ブラブラさせます。

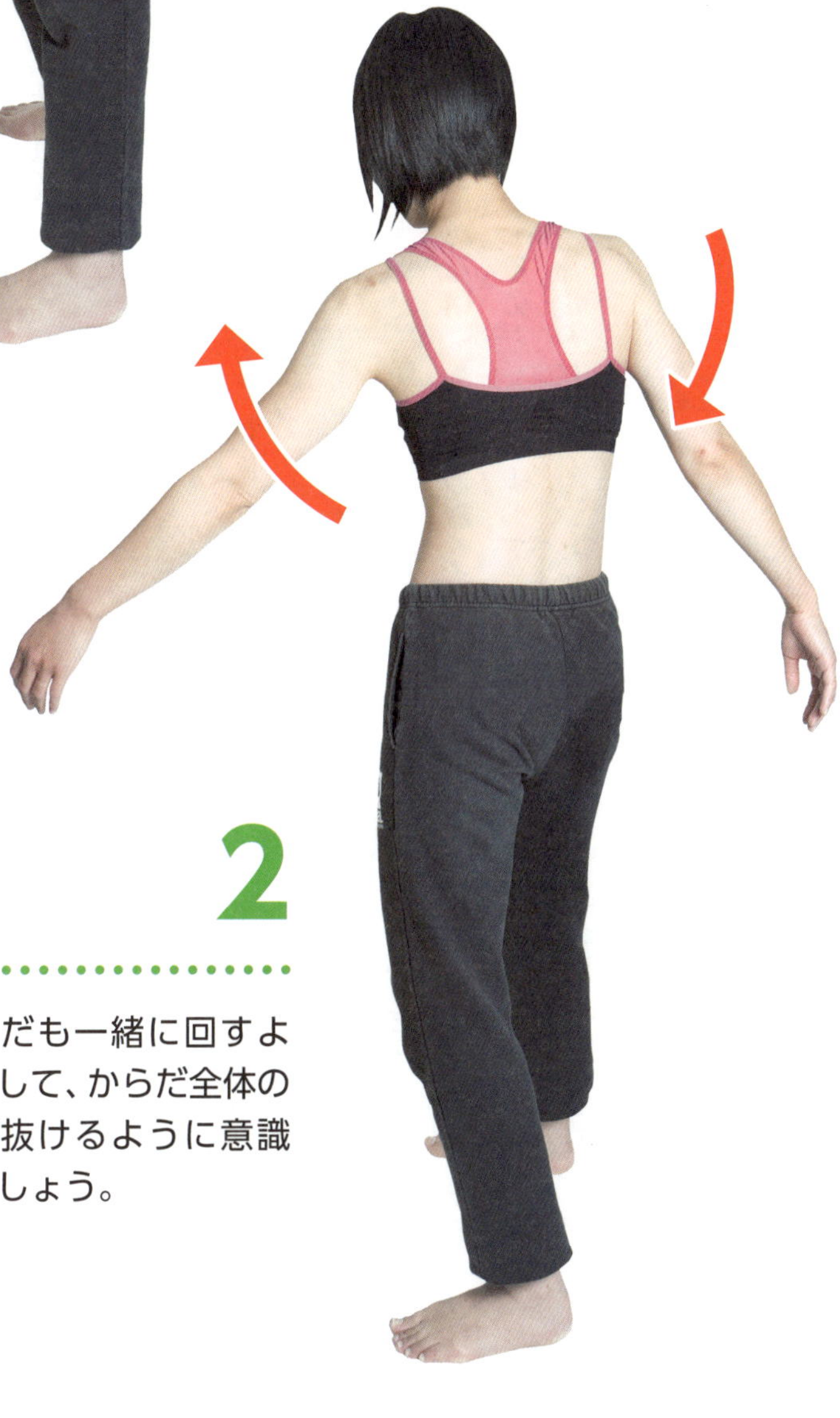

2

からだも一緒に回すようにして、からだ全体の力が抜けるように意識しましょう。

リンパのとどこおりは
肩こりを悪化させる!!

むくみ退治で身体スッキリ!

体内の水分のコントロールがうまくできていない証拠が、むくみ。むくみは、こりを悪化させます。リンパを流して、冷え症やむくみ、こり、デコルテをスッキリしましょう。

顔から首にかけてのむくみと肩こりの深～い関係

リンパ節はリンパ管系の途中に位置する濾過《ろか》装置で、フィルターの役目をしており、全てのリンパ液はリンパ節を通ってから、循環《じゅんかん》系《けい》に戻ります。

リンパ液の流れは、疲労、不良姿勢、運動不足、筋力低下、ストレス、新陳代謝《しんちんたいしゃ》の低下、冷えなどに影響を受けやすく流れがとどこおりがちになります。

リンパ液が正常に代謝されないと、余分な水分や老廃物が皮膚の下に過剰にたまり、むくんでしまうのです。

肩こりや首こりは、リンパの流れを悪くしますし、そのリンパの流れがこりをさらに強くすることにもつながります。

ほかにも、体温調節不足（1年中エアコンに頼りすぎることで、体温を調節する発汗などの自律神経の働きが鈍くなり、水分代謝が低下します）、睡眠不足、生理などのホルモンバランスの変化と自律神経の不安定、更年期（女性ホルモンが減少して細い血管を広げる力が衰え、血流が悪くなる）、窮屈《きゅうくつ》な下着などもリンパの流れを悪くして、さらにこりを悪化させます。

長時間むくみが出たり、からだ全体がむくみを帯びている、むくみ方がいつもとちがうときは、病院での診察をおすすめします。

リンパの流れに沿って効率よくむくみを退治

日常で経験するむくみは、顔や手や足に局所性《きょくしょせい》に現れるリンパ性あるいは静脈性のむくみです。

そのむくみによってこりが悪化する場合には、リンパの流れを改善して、顔から首にかけてのむくみをスッキリさせることが必要です。

基本的には、正常なリンパ系の流れの方向に沿って、最終的には鎖骨の下へとマッサージを行います。

水分が通る静脈やリンパ管は皮膚表面に近いところを通っているので、マッサージは手で軽くさするくらいがちょうどいいです。

Check!

スッキリ効果倍増のヒケツ

一日の中で朝・昼・晩にマッサージを行うと効果が上がります。入浴後などリラックスした状態で行うのもおすすめです。さらに、リンパマッサージの前に水を飲むことで、リンパ液の濃度がやや薄まり、リンパ液が少し流れやすくなります。

また、冷水・温水の交互で顔を洗うと、顔全体のむくみ解消に効果的です。目のむくみが気になるときは、ビニール袋に冷たい水を入れ、1分ほど、まぶたに当てます。その後、蒸しタオルをまぶたへあてます。これを交互に繰り返すと、血行が改善します。

頭部からのリンパの流れ

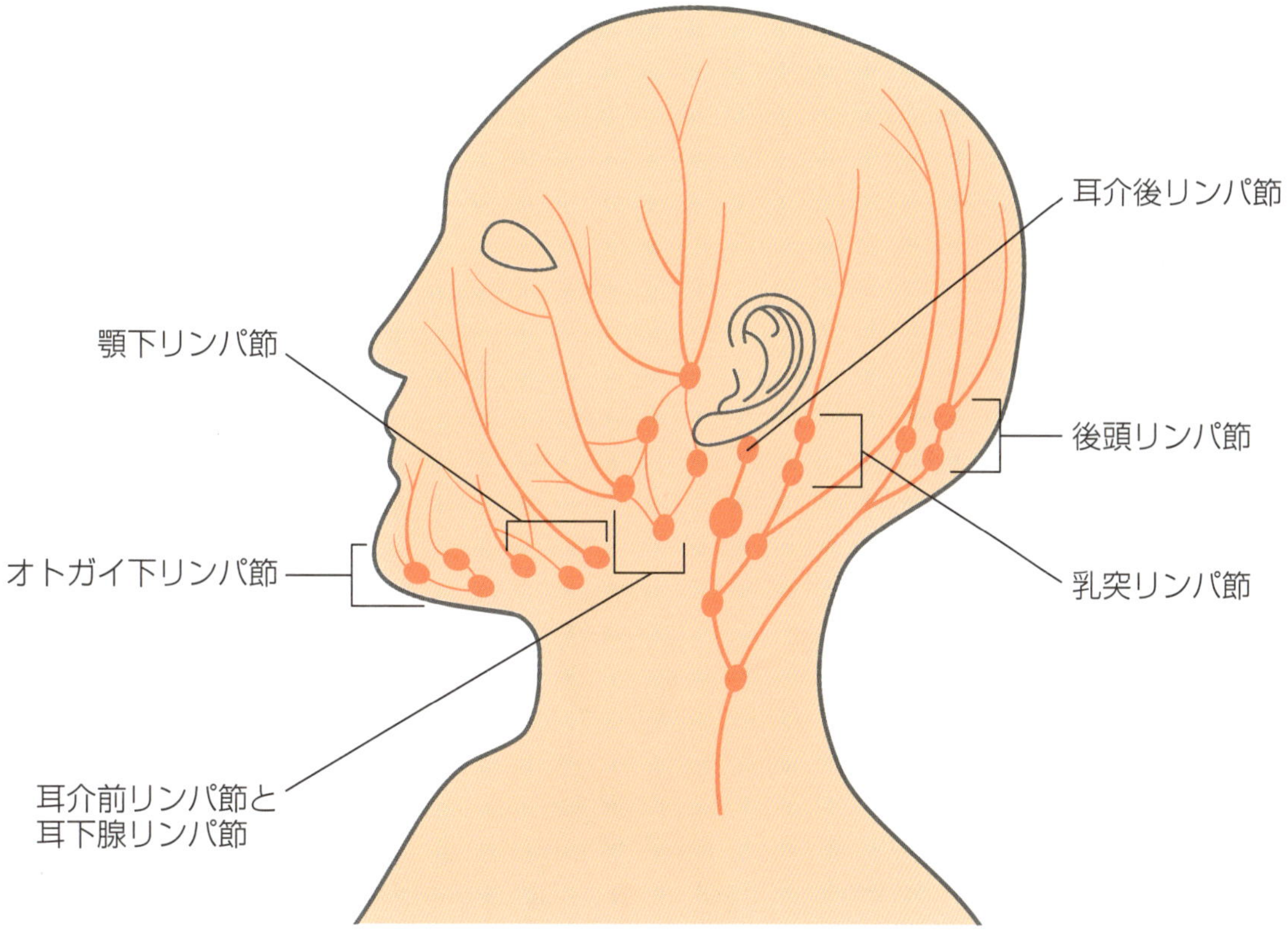
耳介後リンパ節
顎下リンパ節
後頭リンパ節
オトガイ下リンパ節
乳突リンパ節
耳介前リンパ節と
耳下腺リンパ節

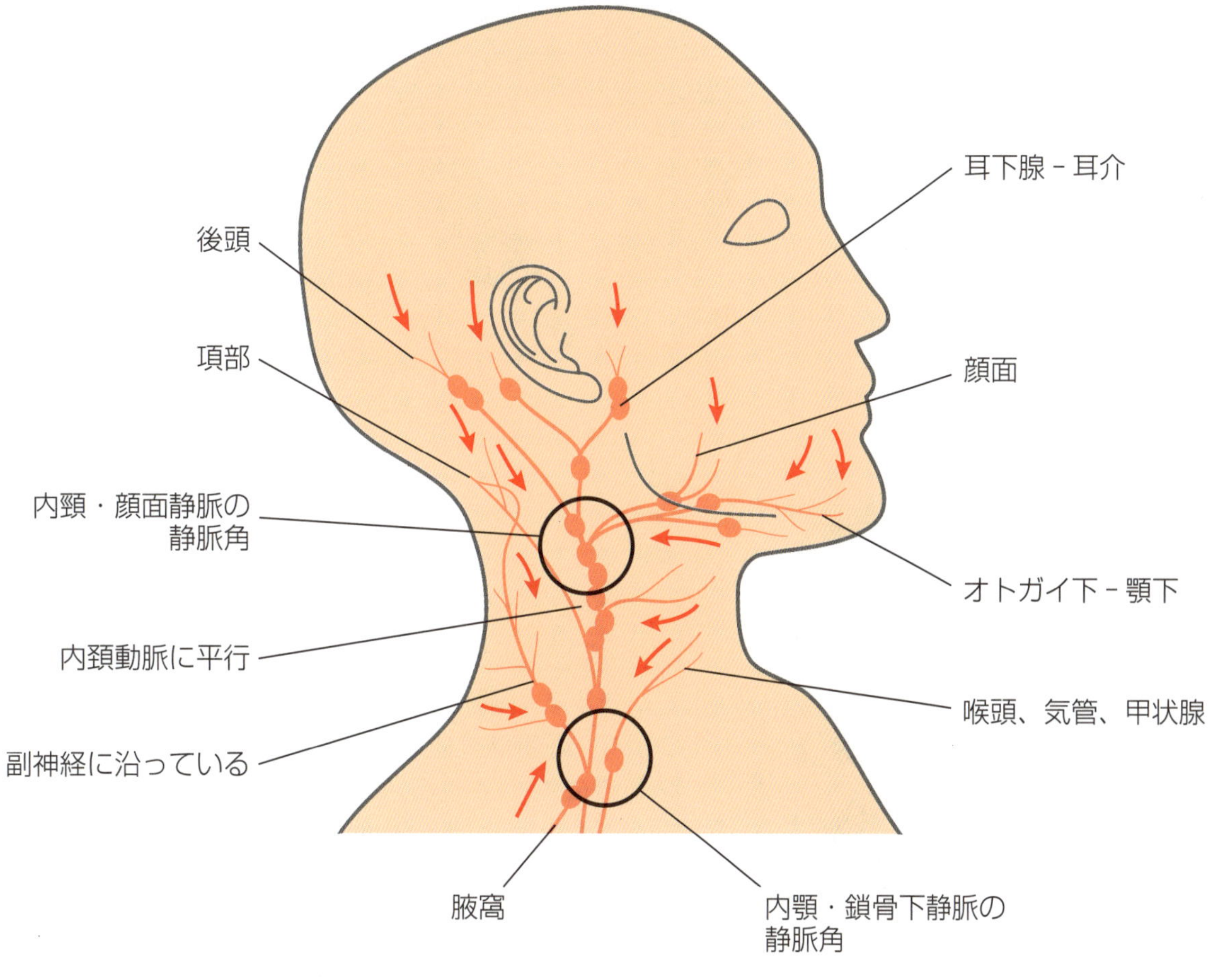
耳下腺－耳介
後頭
項部
顔面
内頸・顔面静脈の
静脈角
オトガイ下－顎下
内頸動脈に平行
喉頭、気管、甲状腺
副神経に沿っている
腋窩
内頸・鎖骨下静脈の
静脈角

むくみスッキリ

開いて閉じてリンパを流す

40秒×3回

このストレッチは、この後紹介するリンパ流しを終えた後にも、再度行うと効果的です。

また、各マッサージは10回程度行ってください。それを１日につき１～２回、２～２週は続けましょう。

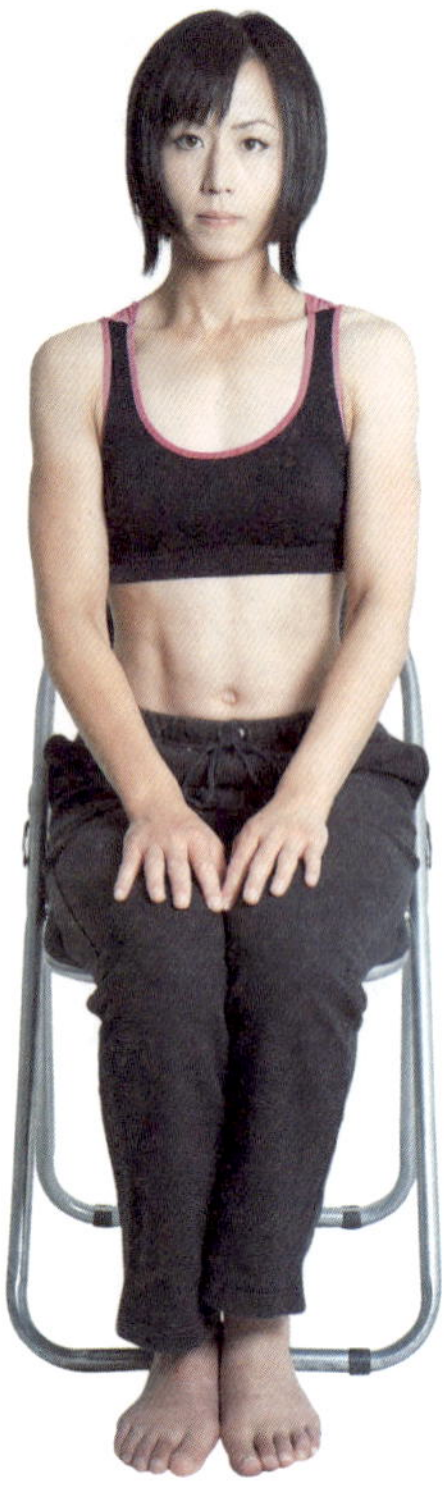

1

両方のかかとをつけてイスに座ります。

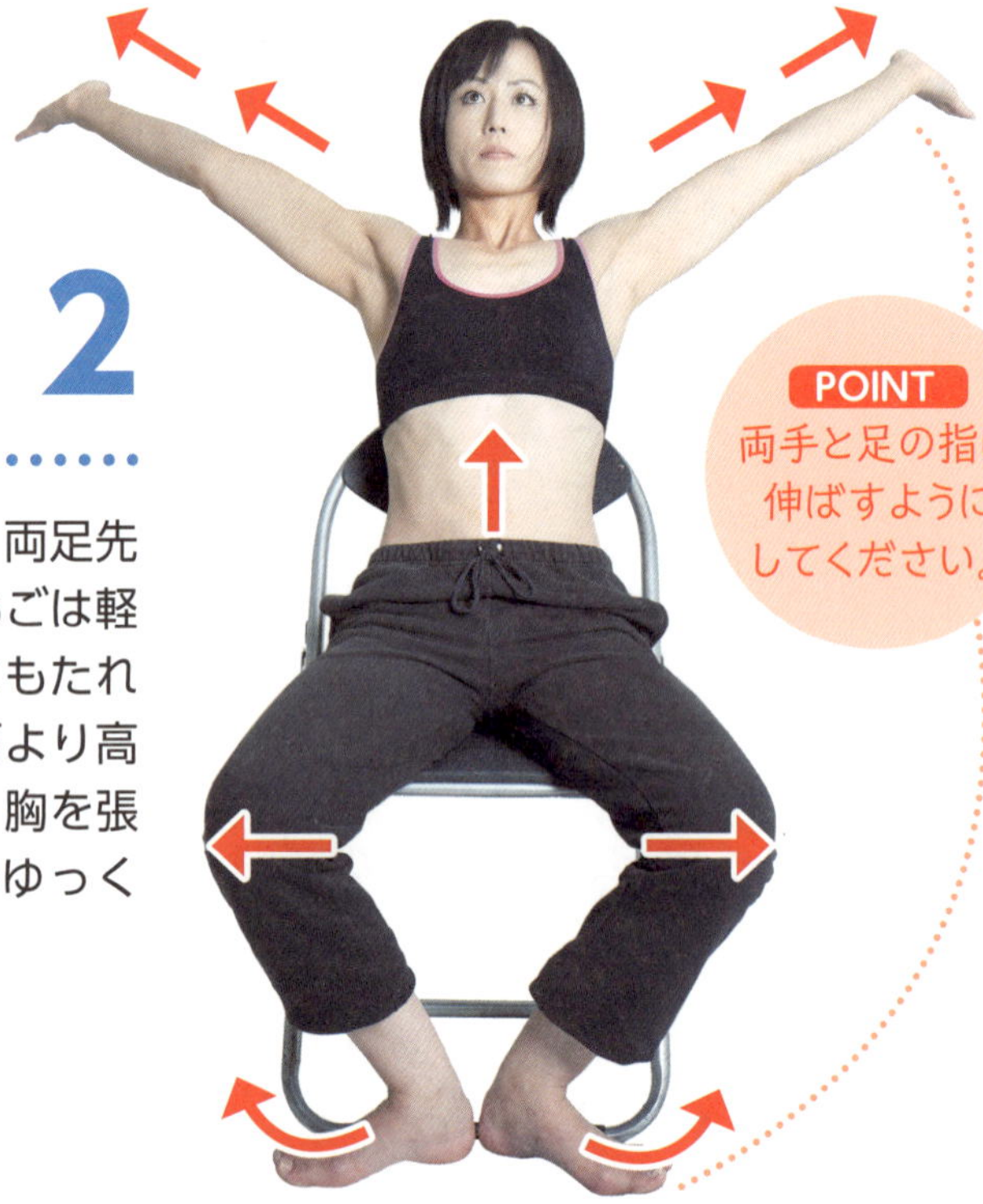

POINT
両手と足の指は伸ばすようにしてください。

2

両方のかかとをつけたまま、両足先と両膝を外側に回します。あごは軽く引いたままで、背もたれにもたれかかるようにして、両手を肩より高い位置で後ろに持って行き、胸を張ります。このポーズで20秒ゆっくりストレッチします。

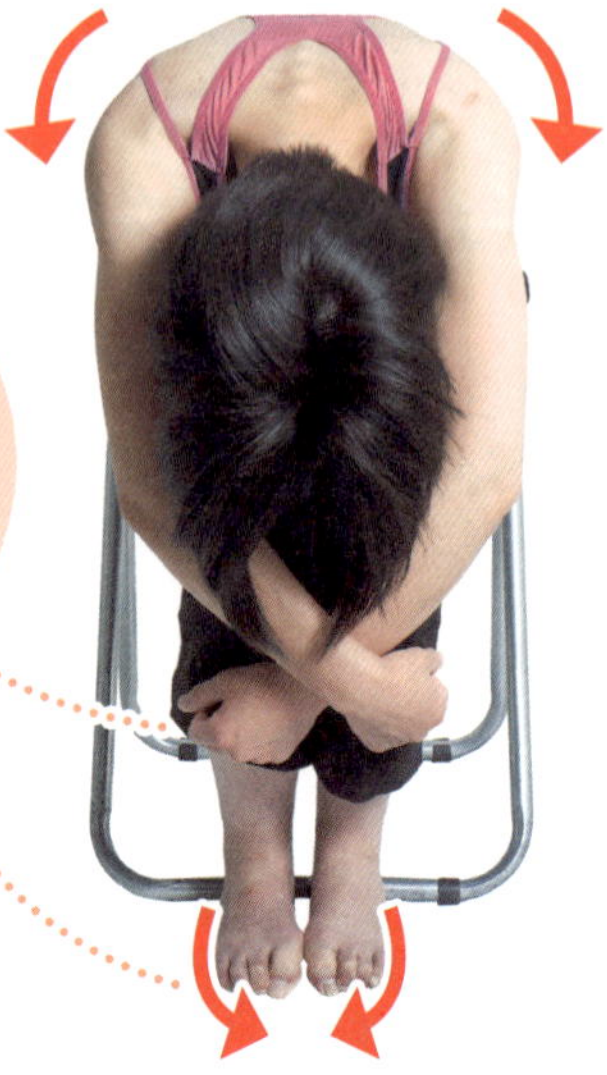

POINT
このとき、両手と足の指は丸めるようにしてください。

3

あごを引きながら、からだを丸めていきます。両膝と両足先をくっつけて、両手は交差して、からだを両膝にくっつけるようにします。このポーズで20秒ゆっくりストレッチします。**1**～**3**を3回繰り返して、慣れてきたら時間も長くしてください。

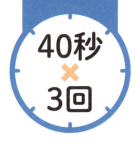

むくみスッキリ

脇の下リンパ伸ばし

40秒×3回ずつ

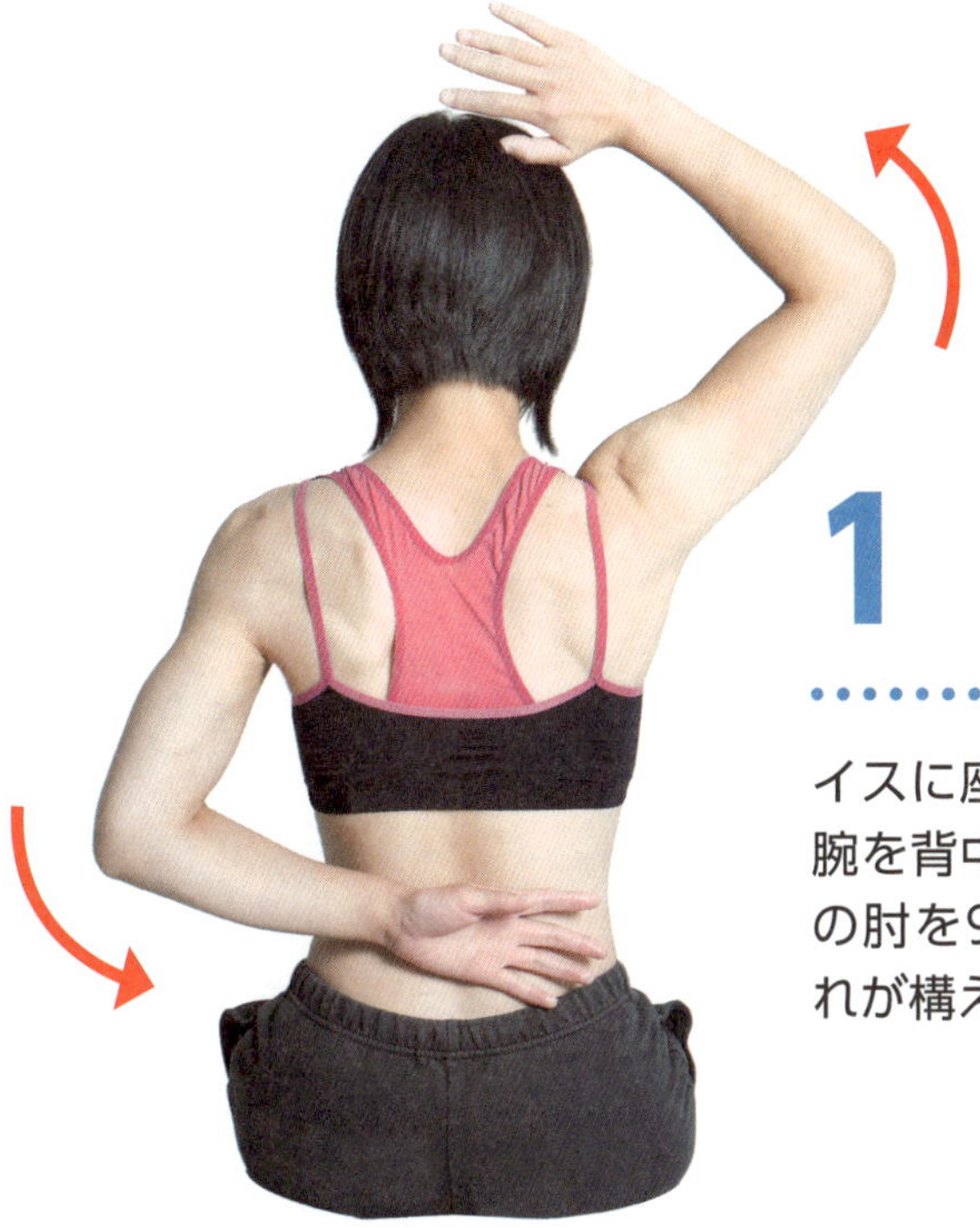

1

イスに座って右腕を頭上にあげ、左腕を背中の後ろに回して、それぞれの肘を90度の直角に曲げます。これが構えです。

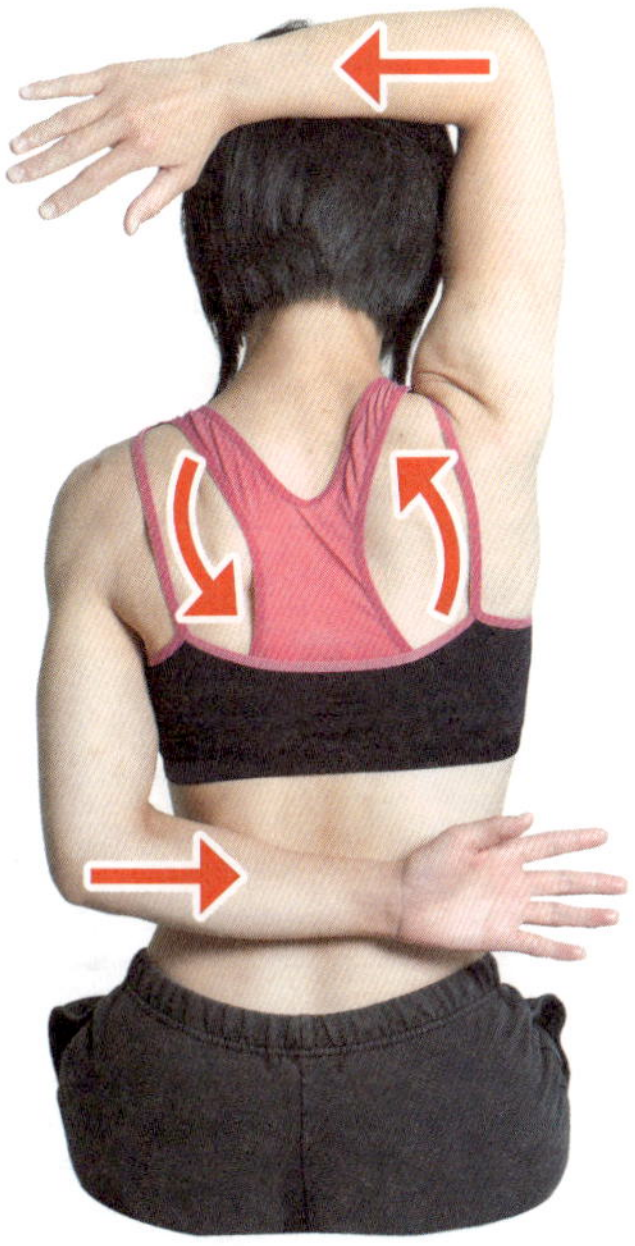

2

両方の肩甲骨を、後ろから見て反時計回りに回すように腕を動かします。肘は直角に曲げたままです。ここで20〜30秒ストレッチします。

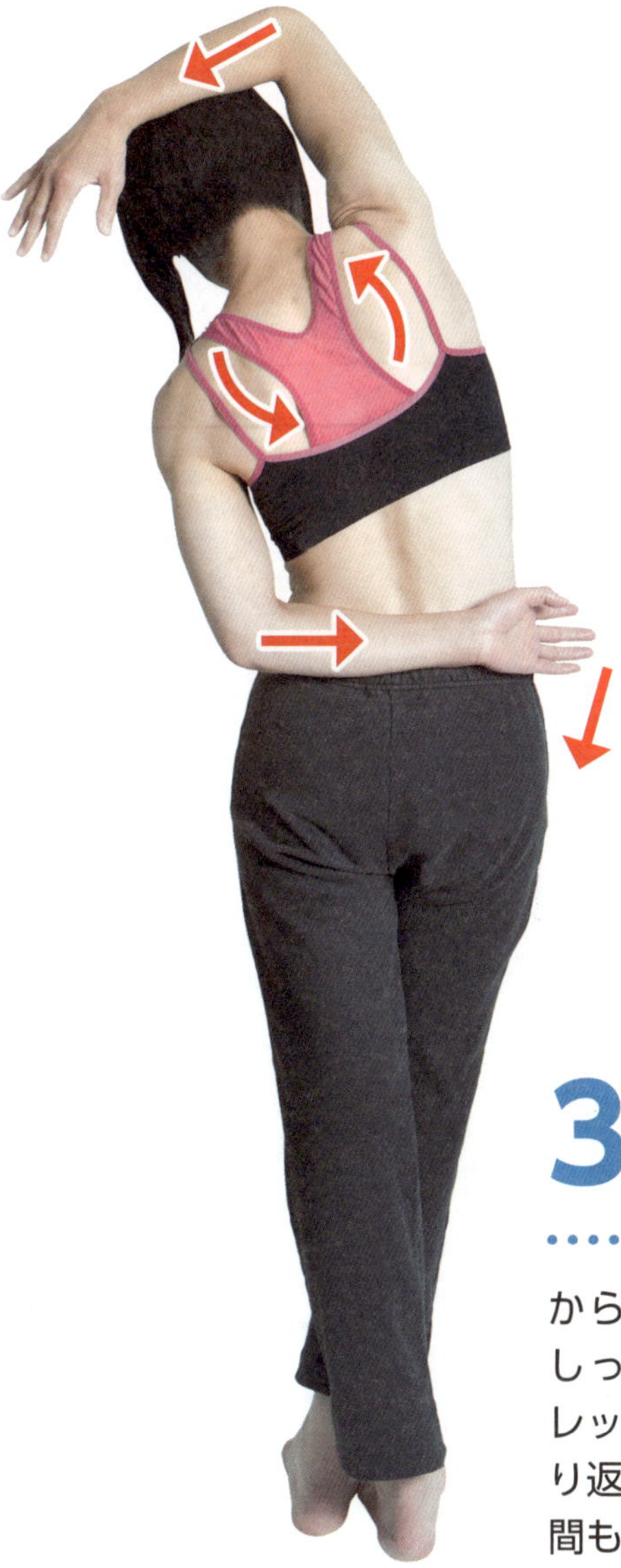

3

からだを左に倒して右の脇の下をしっかり伸ばして20〜30秒ストレッチします。**1**〜**3**を左右3回繰り返してください。慣れてきたら時間も長くしてください。

むくみスッキリ

鎖骨のくぼみマッサージ

POINT
線路がリンパの流れで、
駅がリンパ節です。
駅が渋滞していたら、
リンパ電車は駅に入れません。
そこで、まず鎖骨上の
リンパ節をほぐして、
駅の渋滞を解消して
おきます。

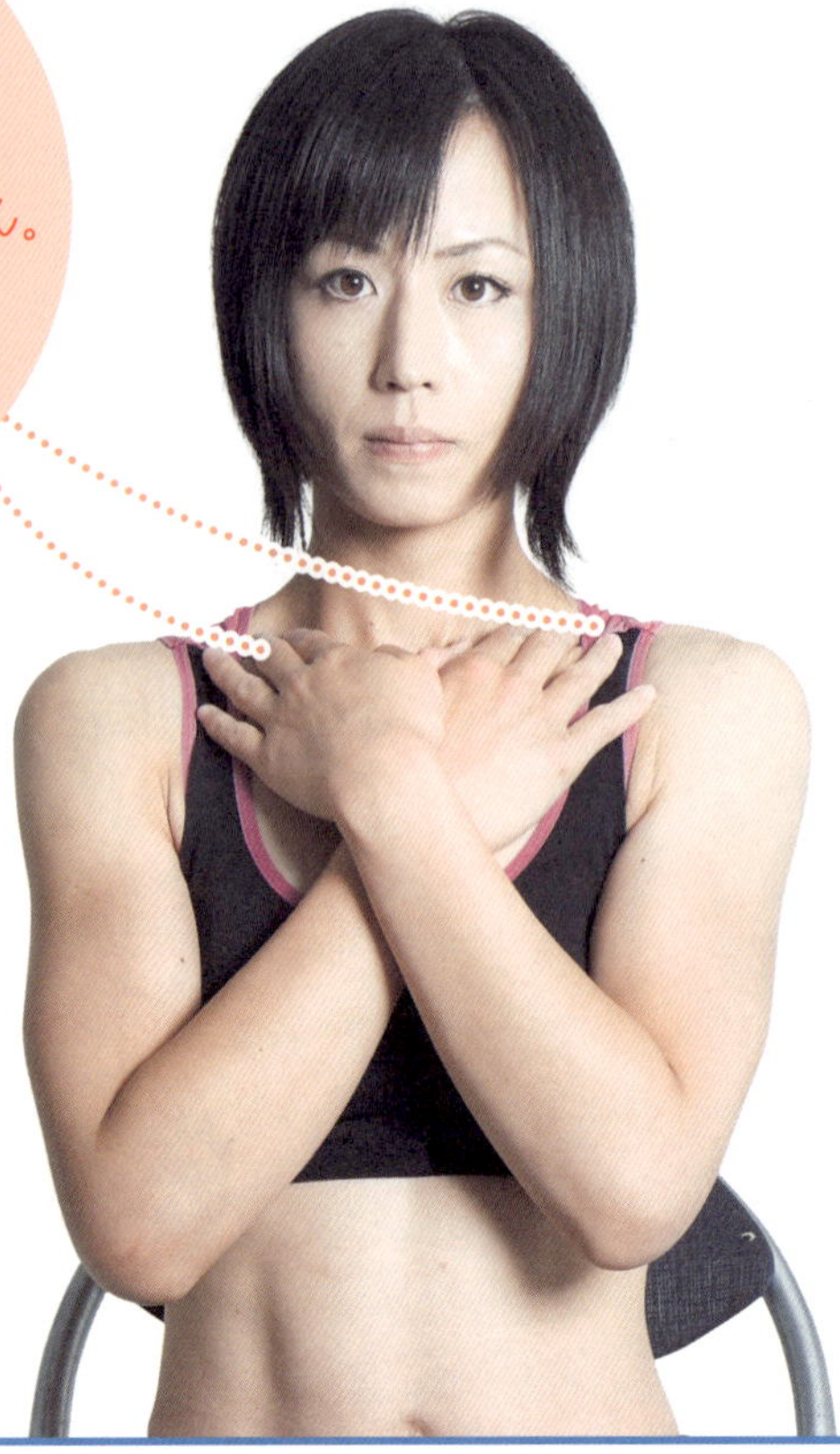

両手を胸元でクロスさせ、鎖骨のくぼみをゆっくり押して、円を描くようにマッサージします。鎖骨の下はリンパが流れこむので、ここをほぐします。

むくみスッキリ

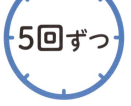

首を左右に倒す

5回ずつ

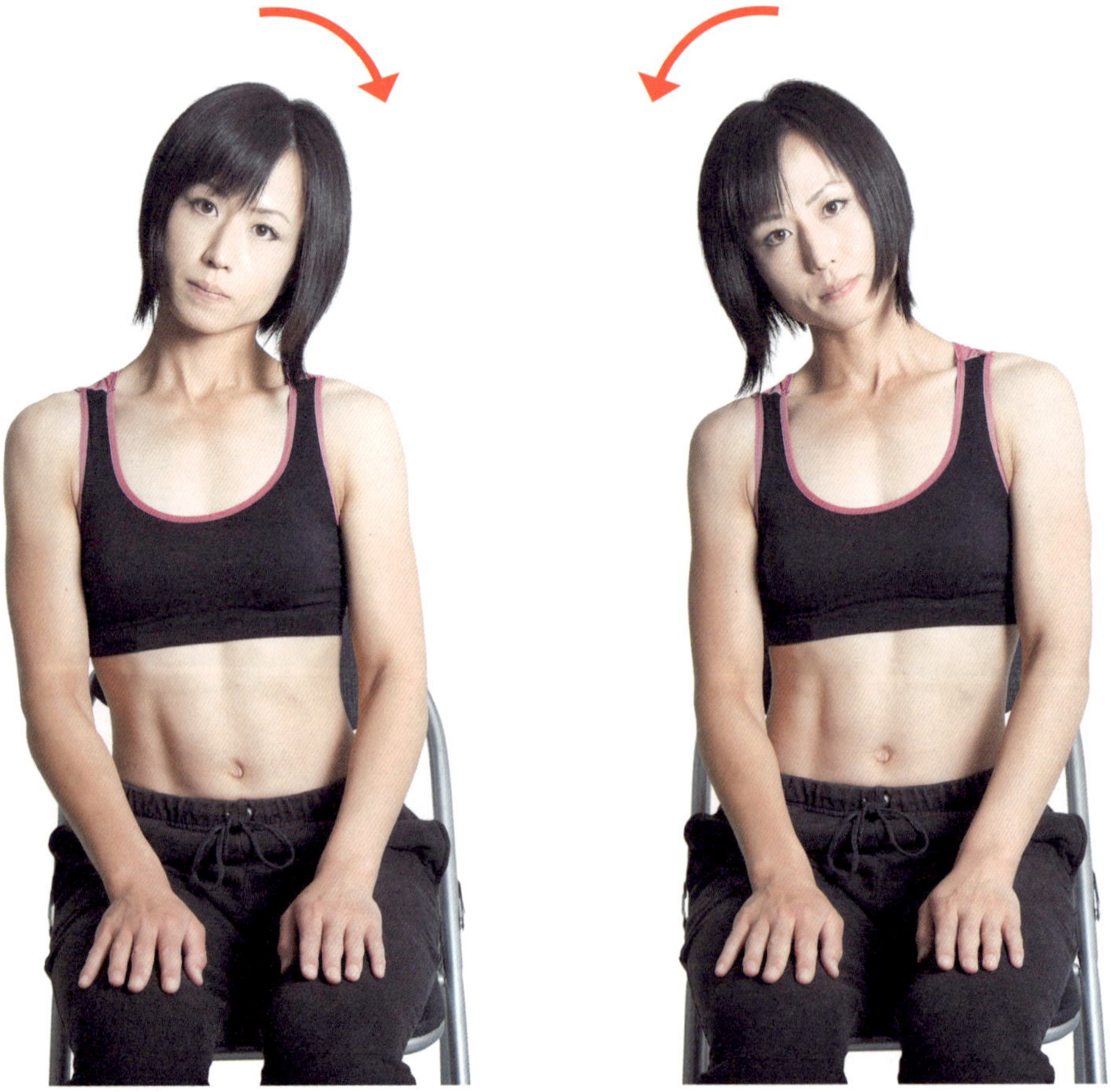

こり固まった首をほぐすために、首をゆっくりと左右に５回ずつ倒します。

むくみスッキリ

あごのえらの下へとリンパを流す

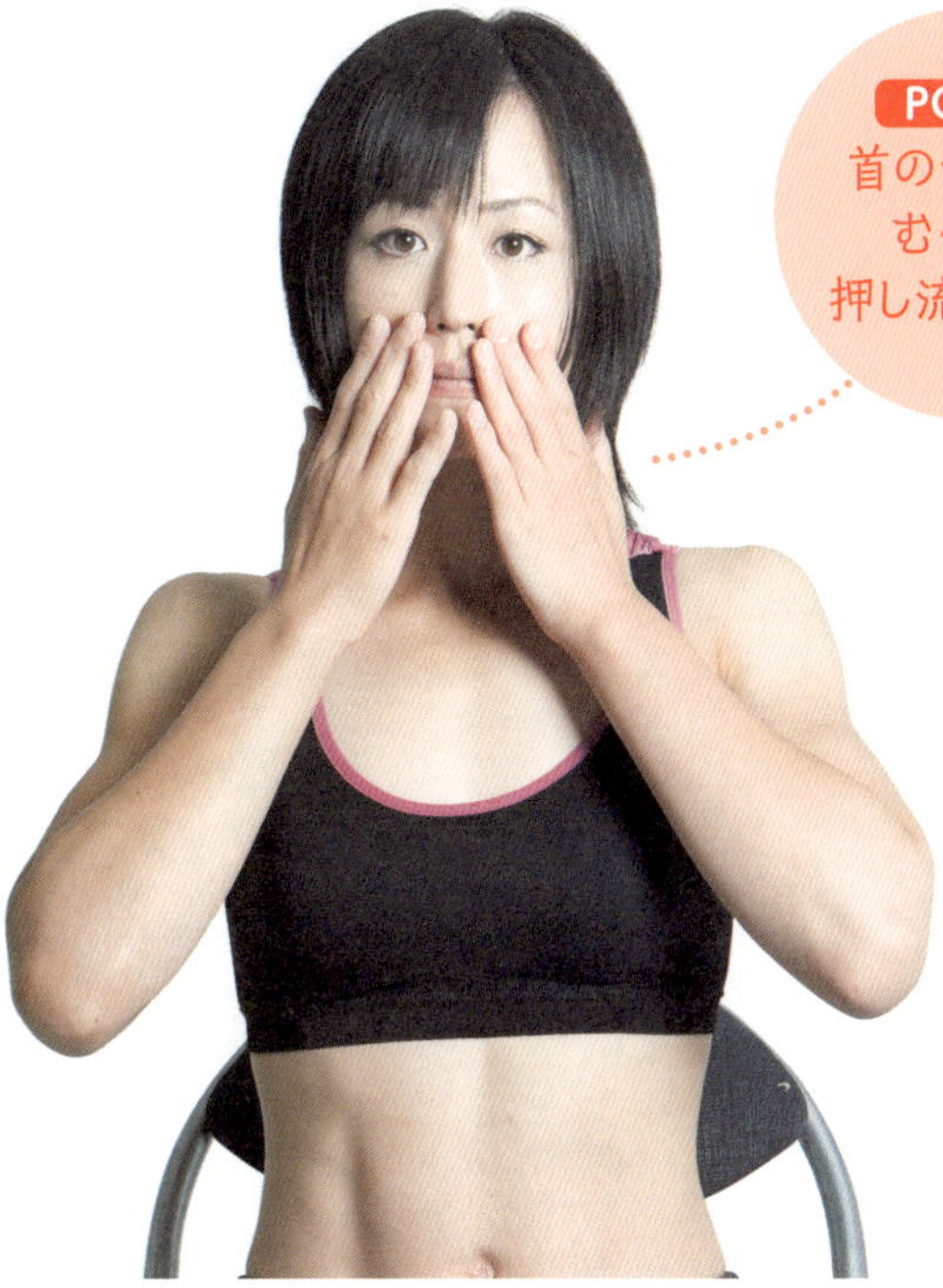

POINT
首のラインの
むくみを
押し流します。

1

差し指から小指までの４本を使って、口と鼻の横から頬を通って、

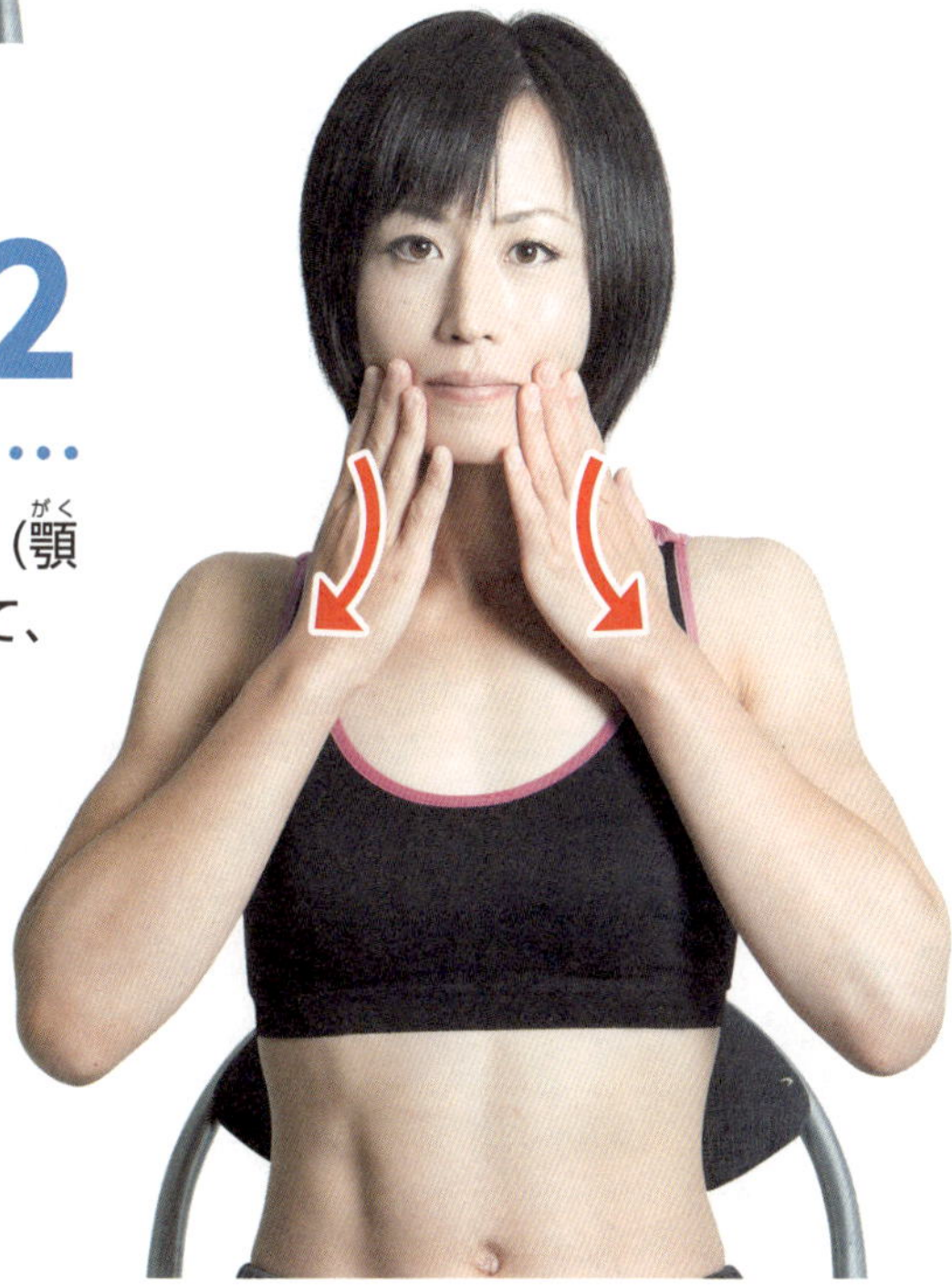

2

あごの横のえらの下（顎《がく》下《か》リンパ節）を越えて、

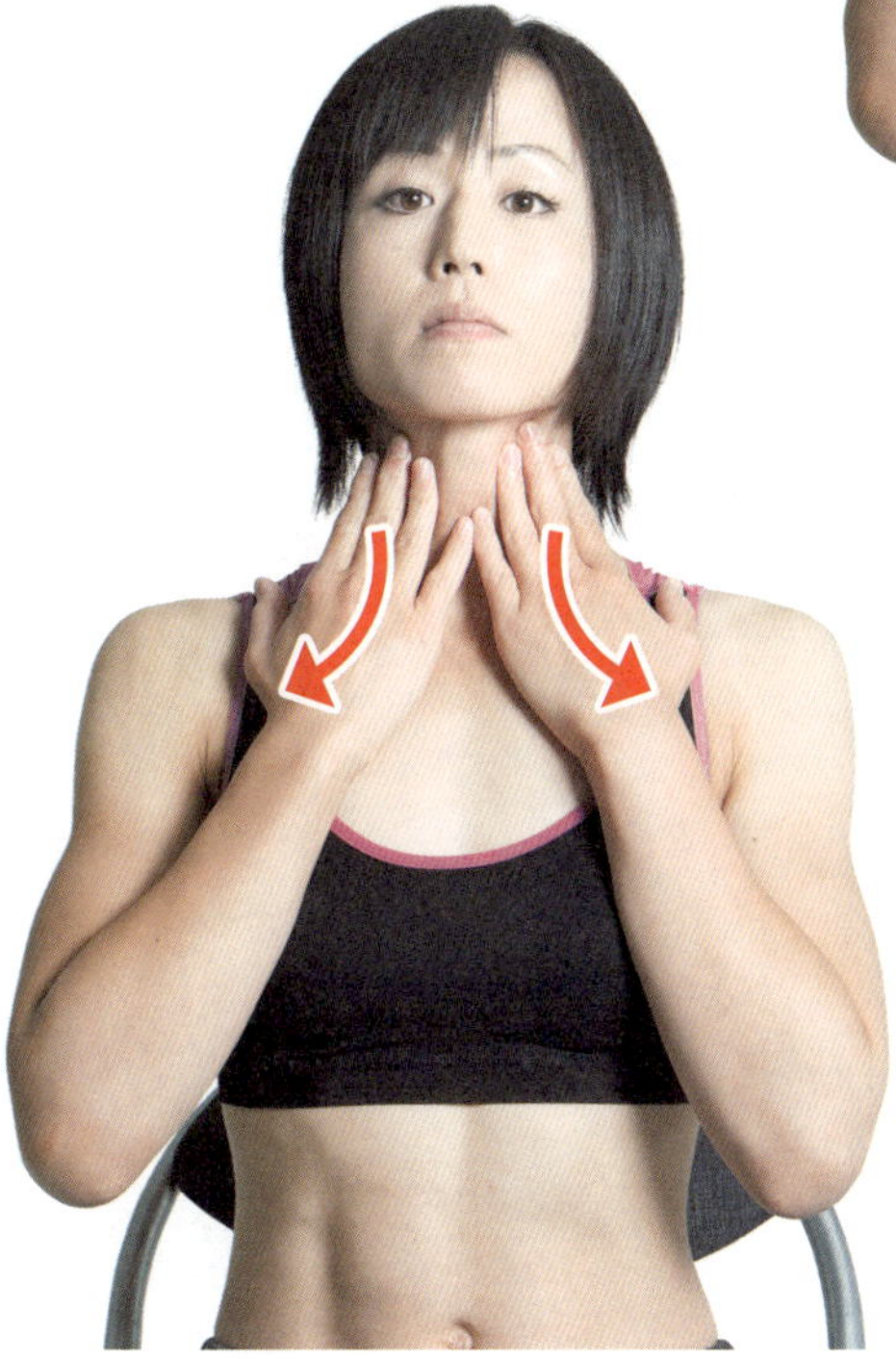

3

首のつけ根まで優しくゆっくりと数回さすります。

むくみスッキリ

目のまわりから首へとリンパを流す

目のクマ、顔のむくみを
改善しましょう。

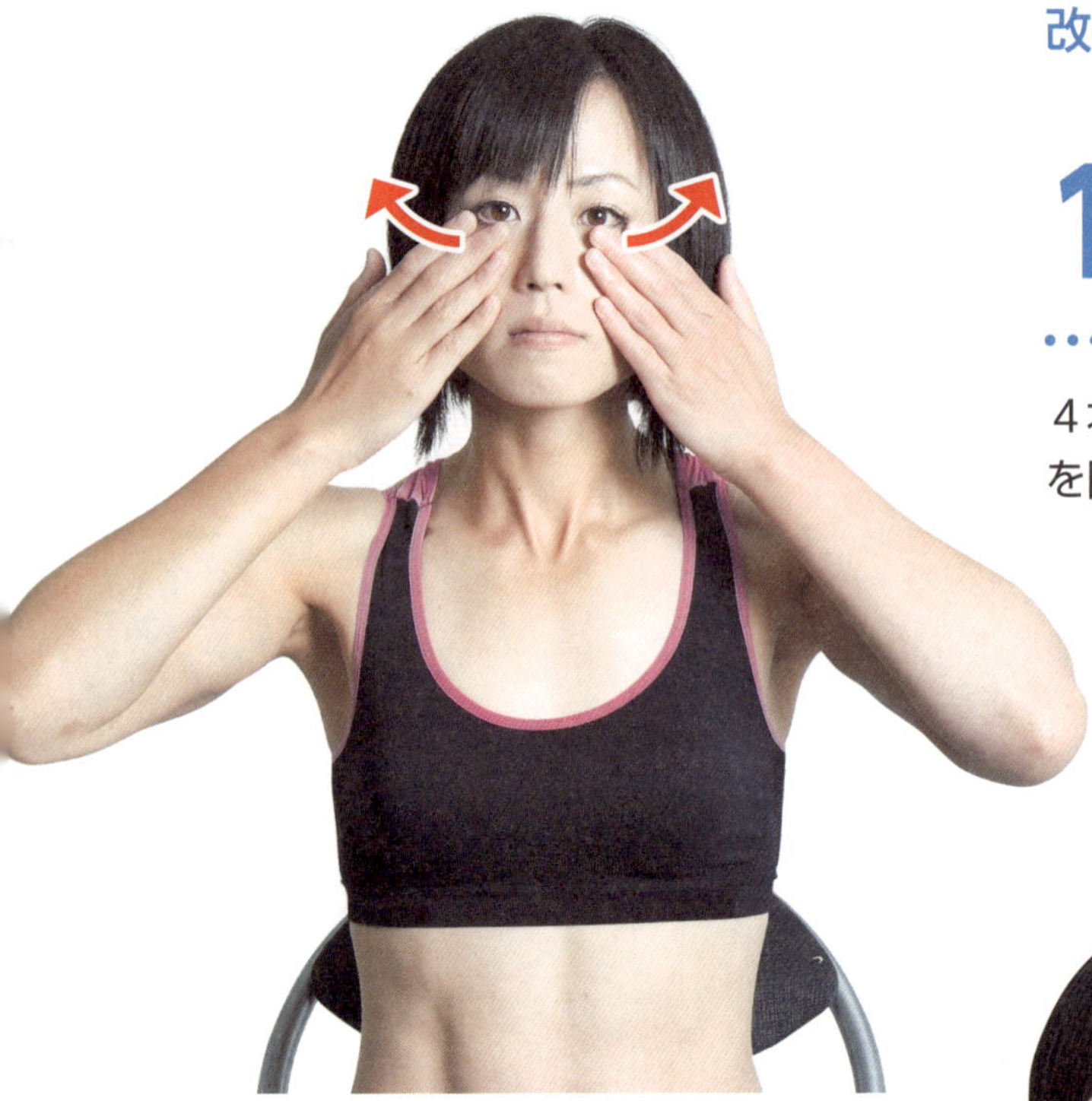

1

４本の指で目のまわり
を円を描いてから…

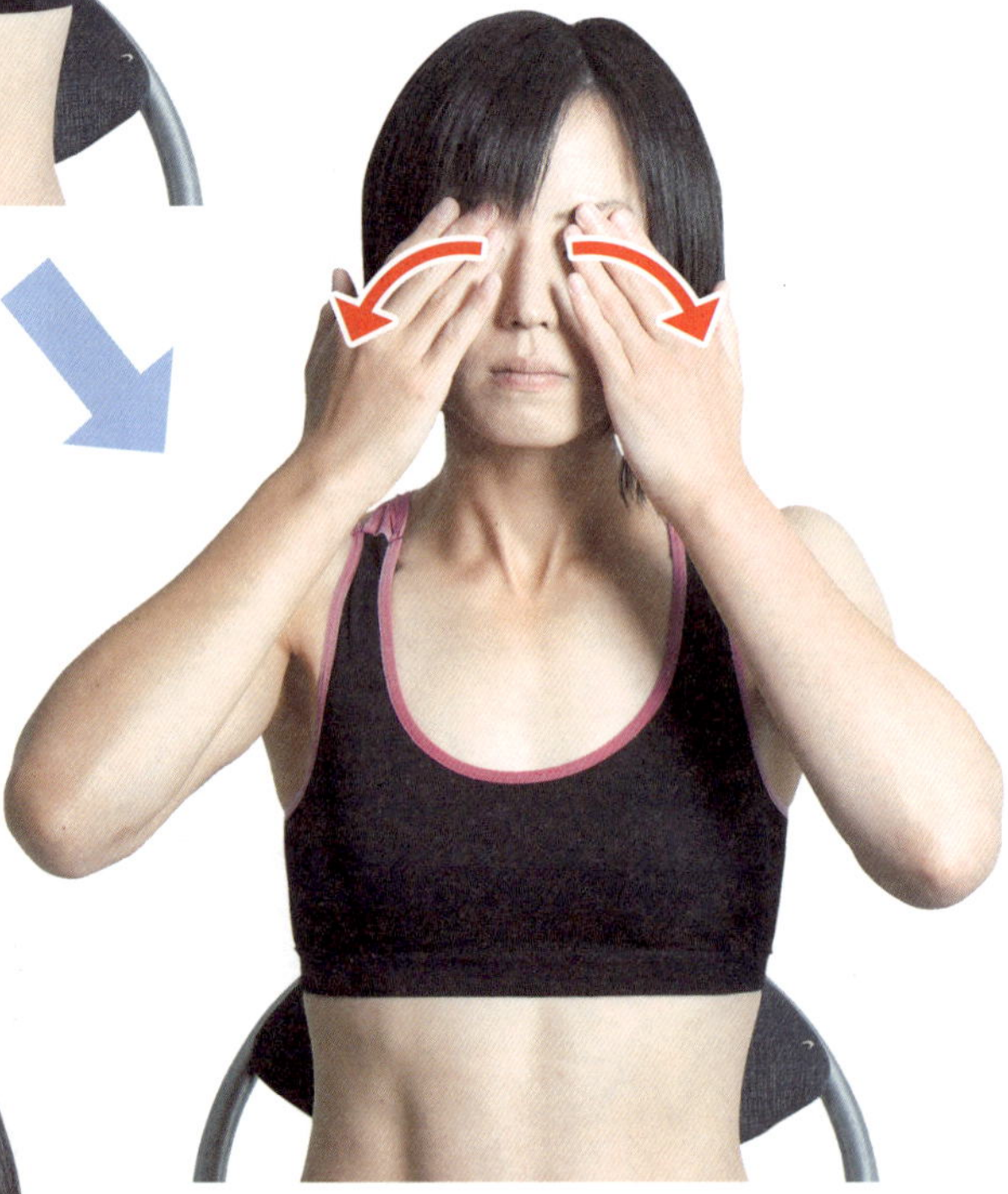

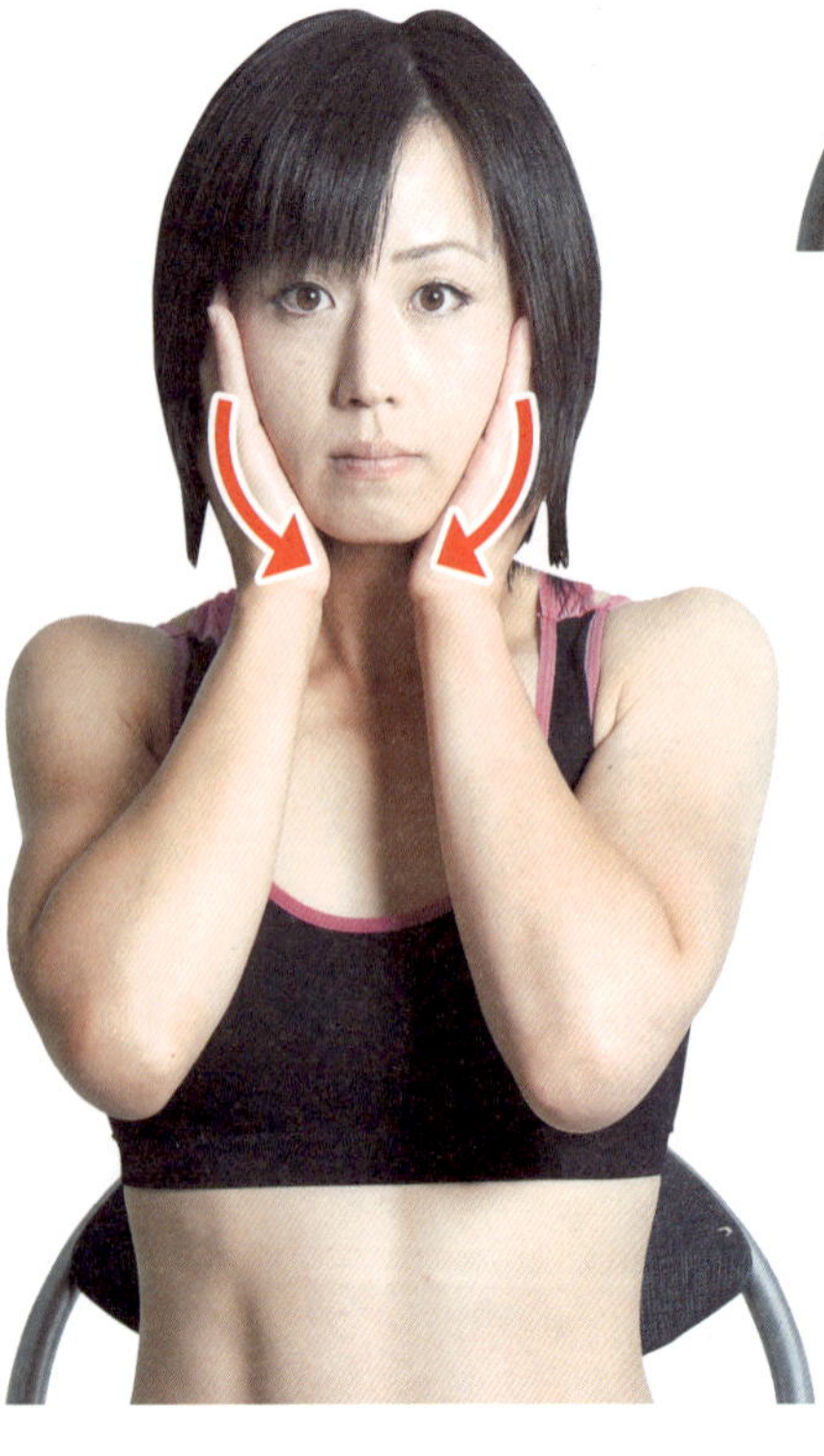

2

目の下からほほを通って
…

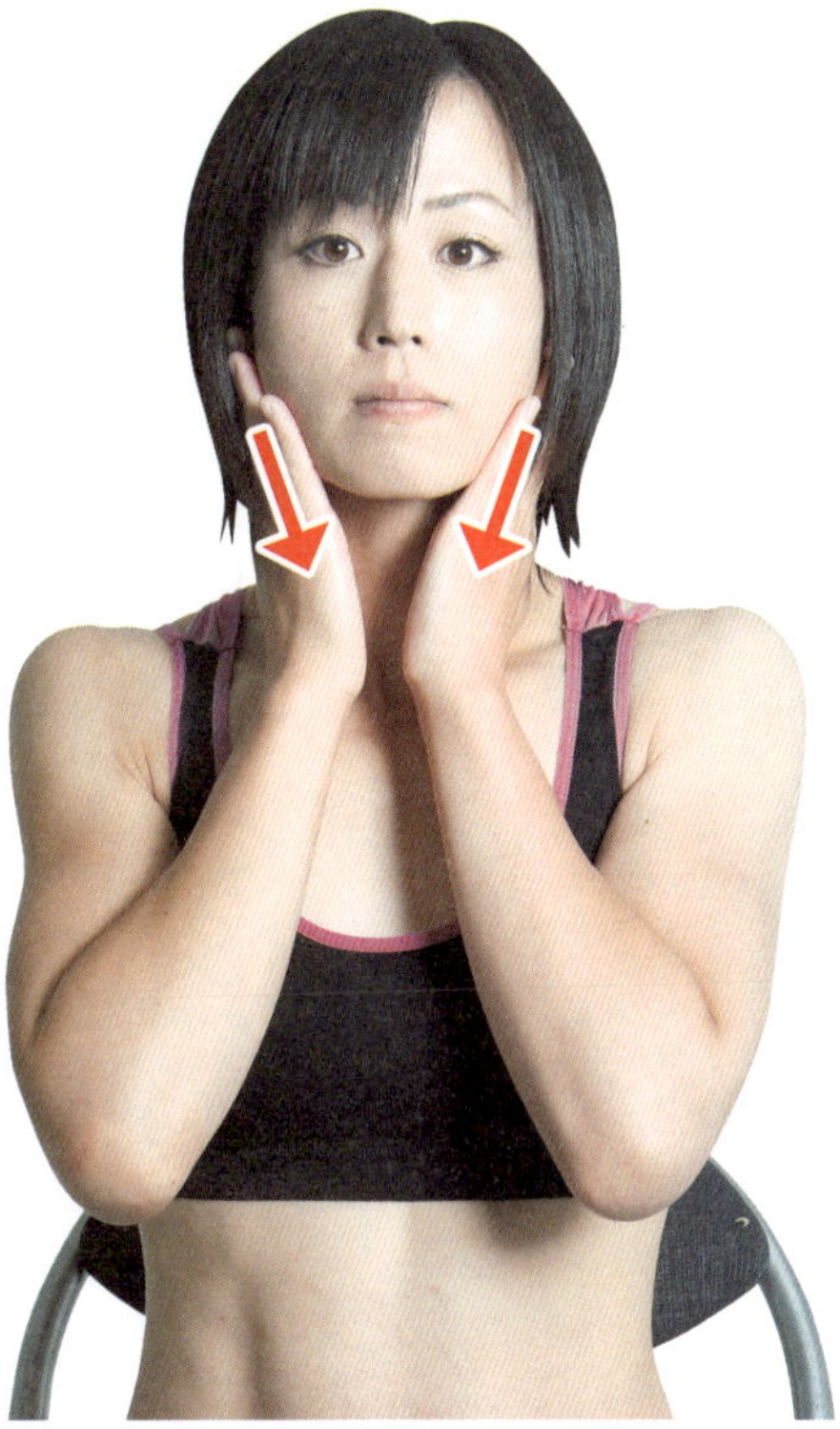

3

あごの横のえらの上(耳介前リンパ節と耳下腺リンパ節)を越えて、首のつけ根まで優しくゆっくりと数回さすります。

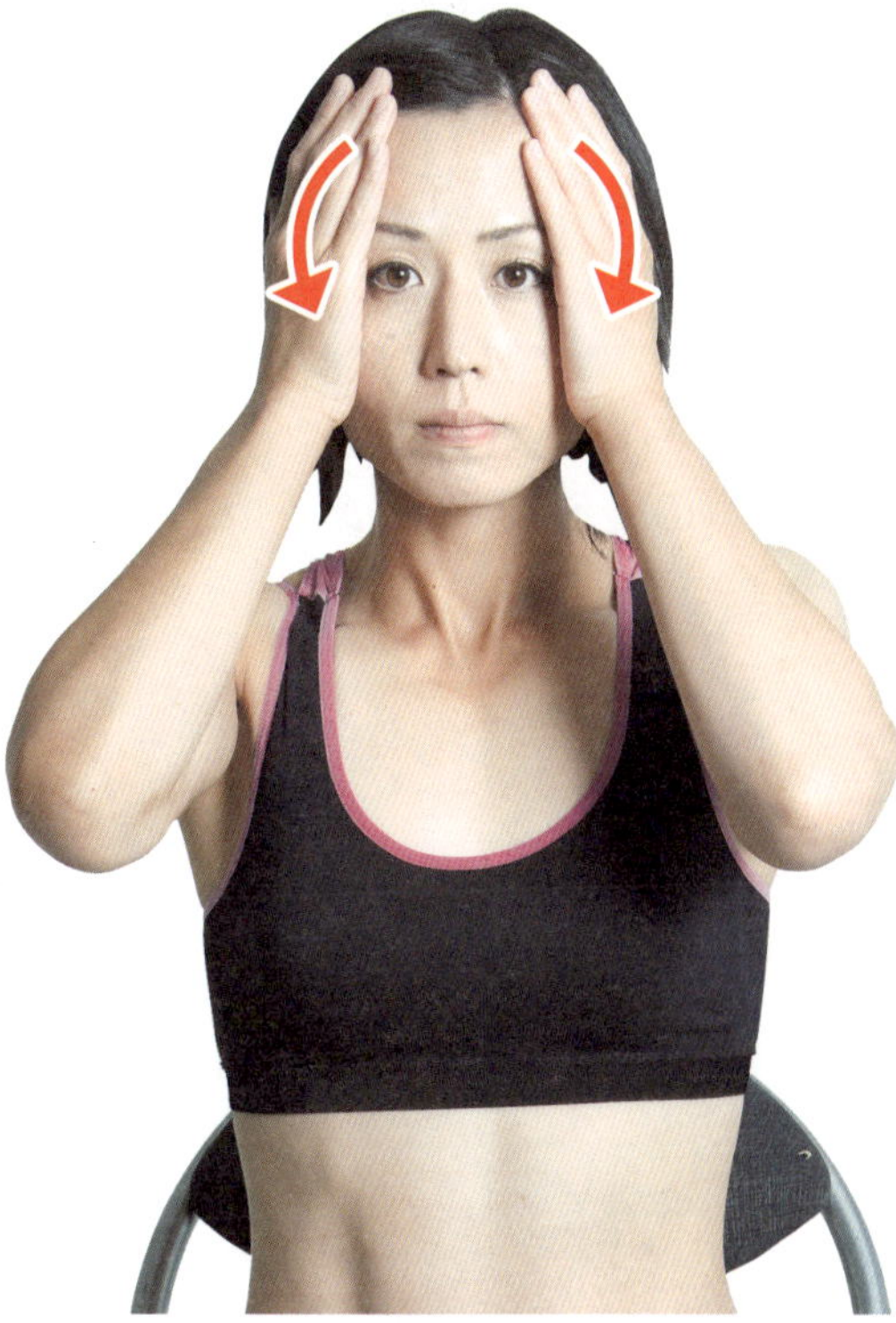

4

さらに、4本の指で耳の上前方の側頭部から耳の前を通って、

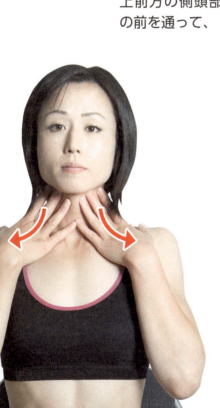

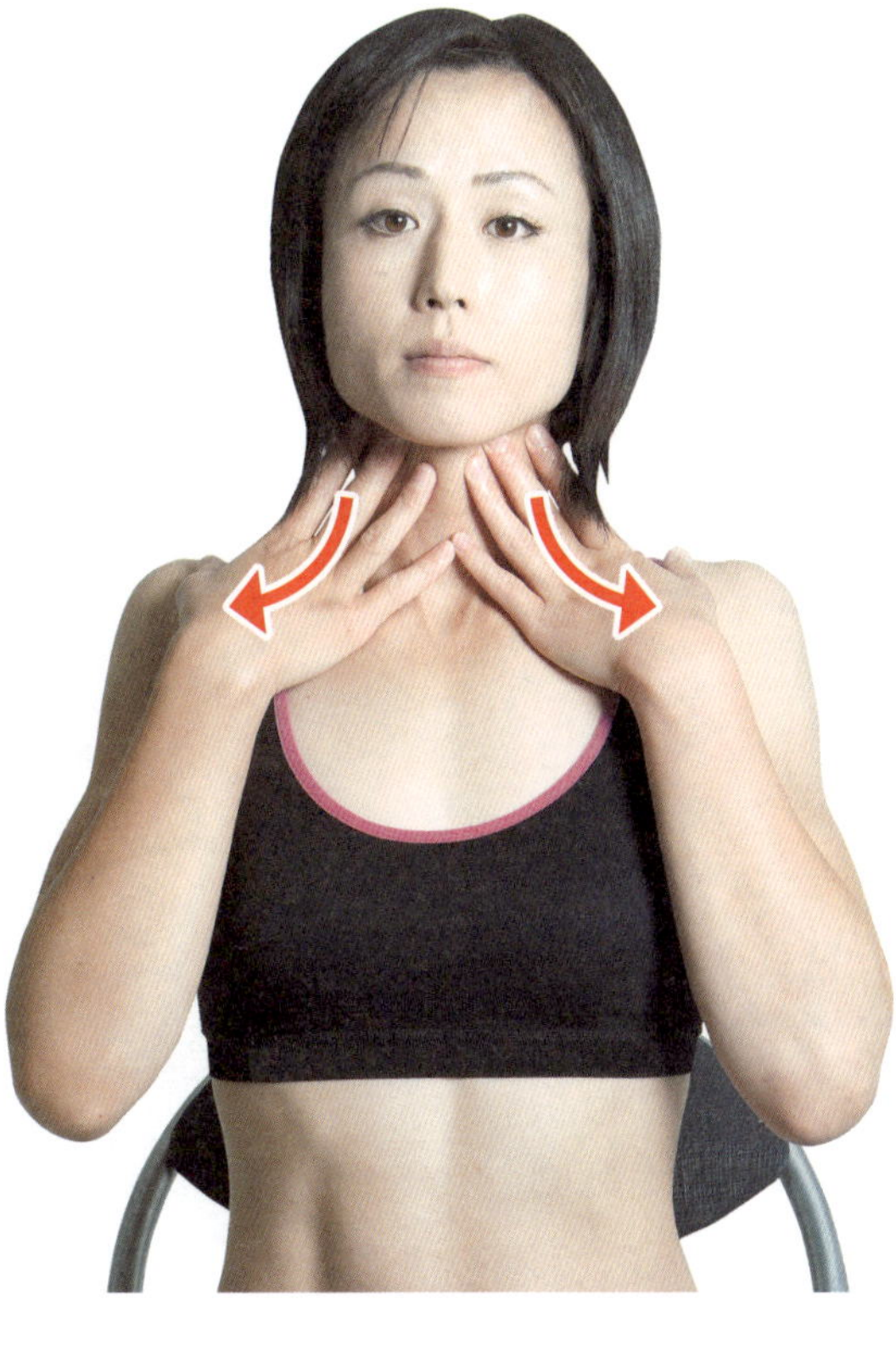

5

耳の下を越えて首のつけ根まで優しくゆっくりと数回さすります。

むくみスッキリ

耳の後ろのリンパを流す

頭から首までをくまなくほぐして肩こりや首こりを改善しましょう。

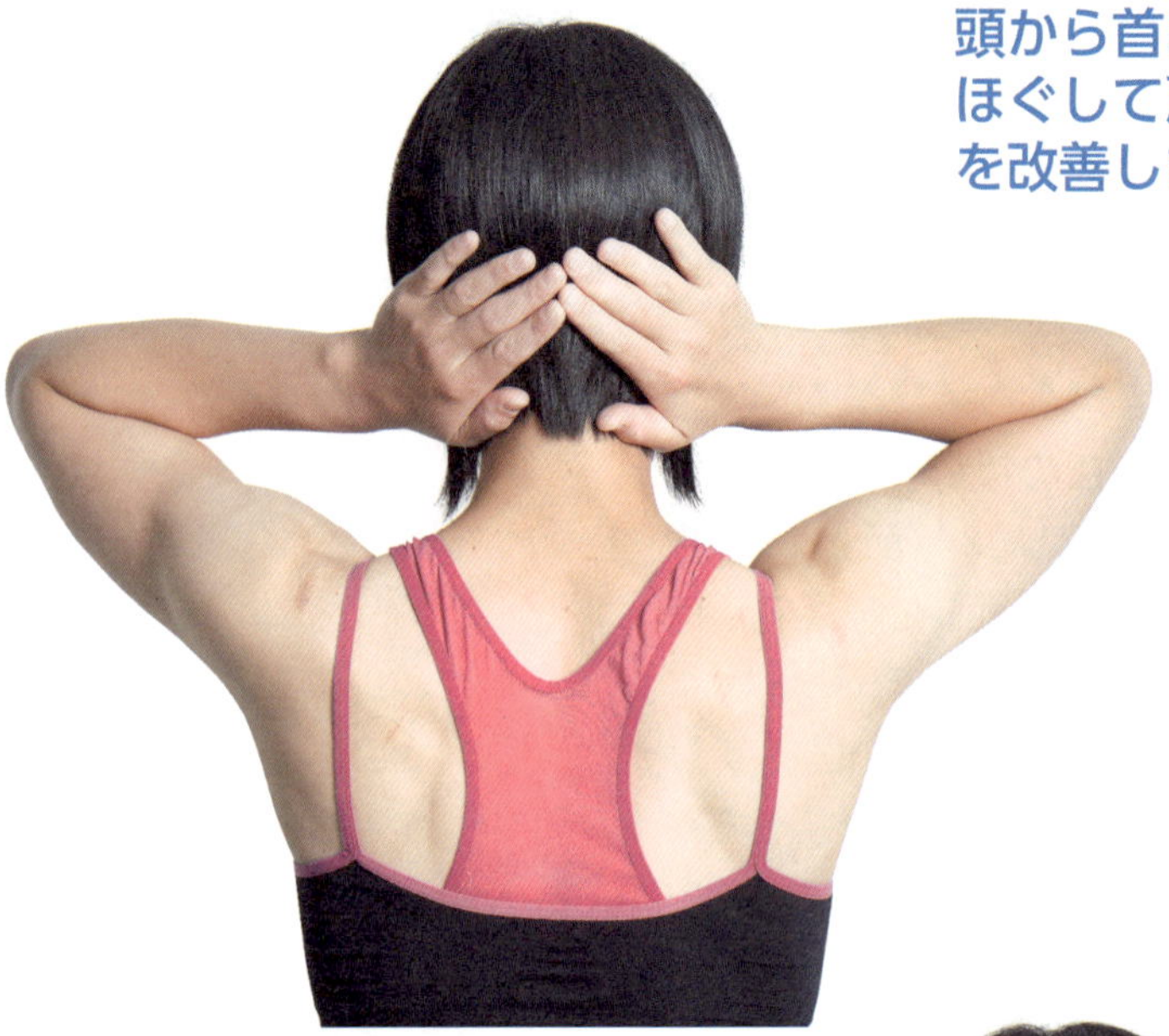

1

４本の指で耳の上後方の側頭部から耳の後ろ（乳突リンパ節）を通って、

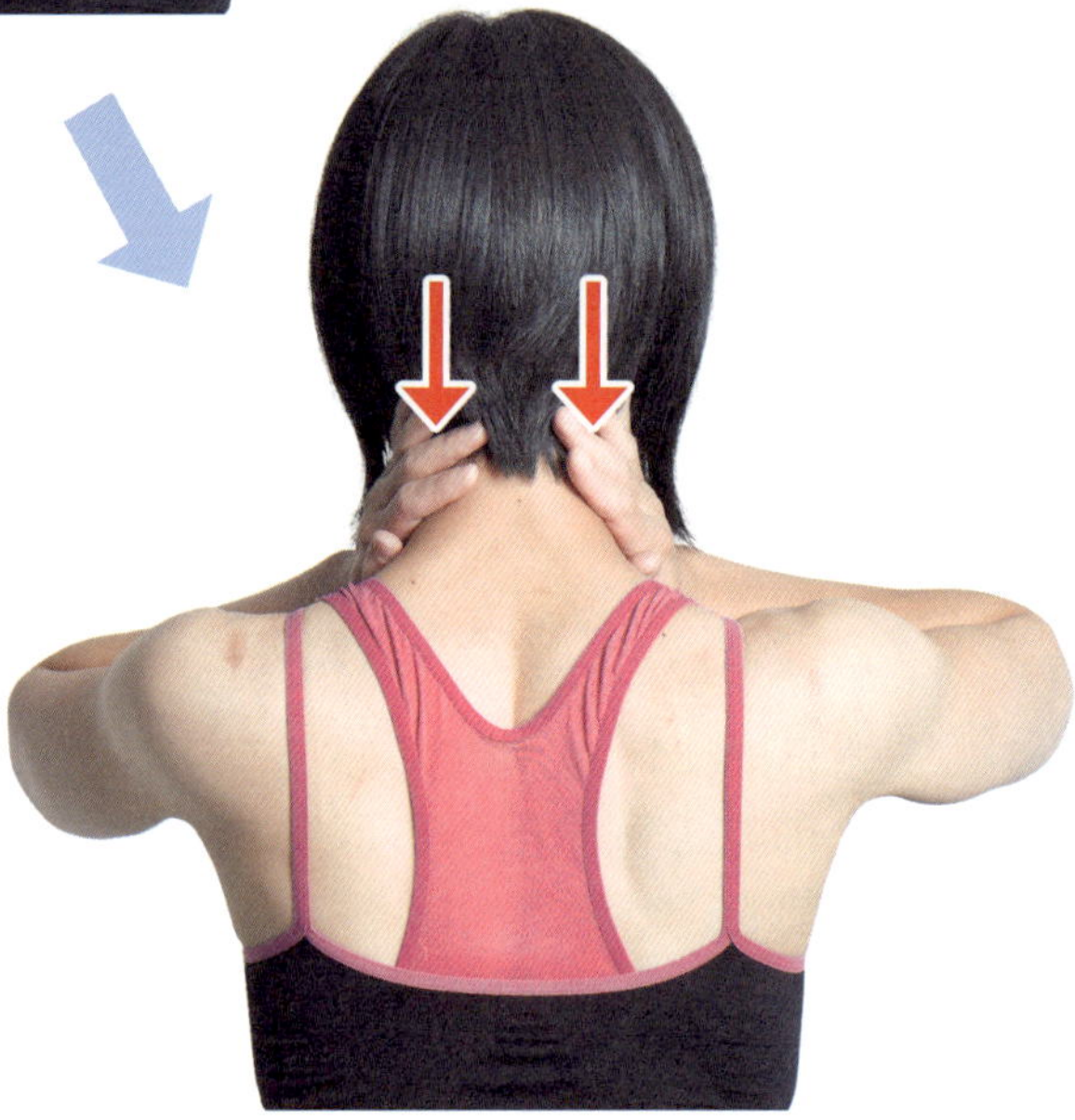

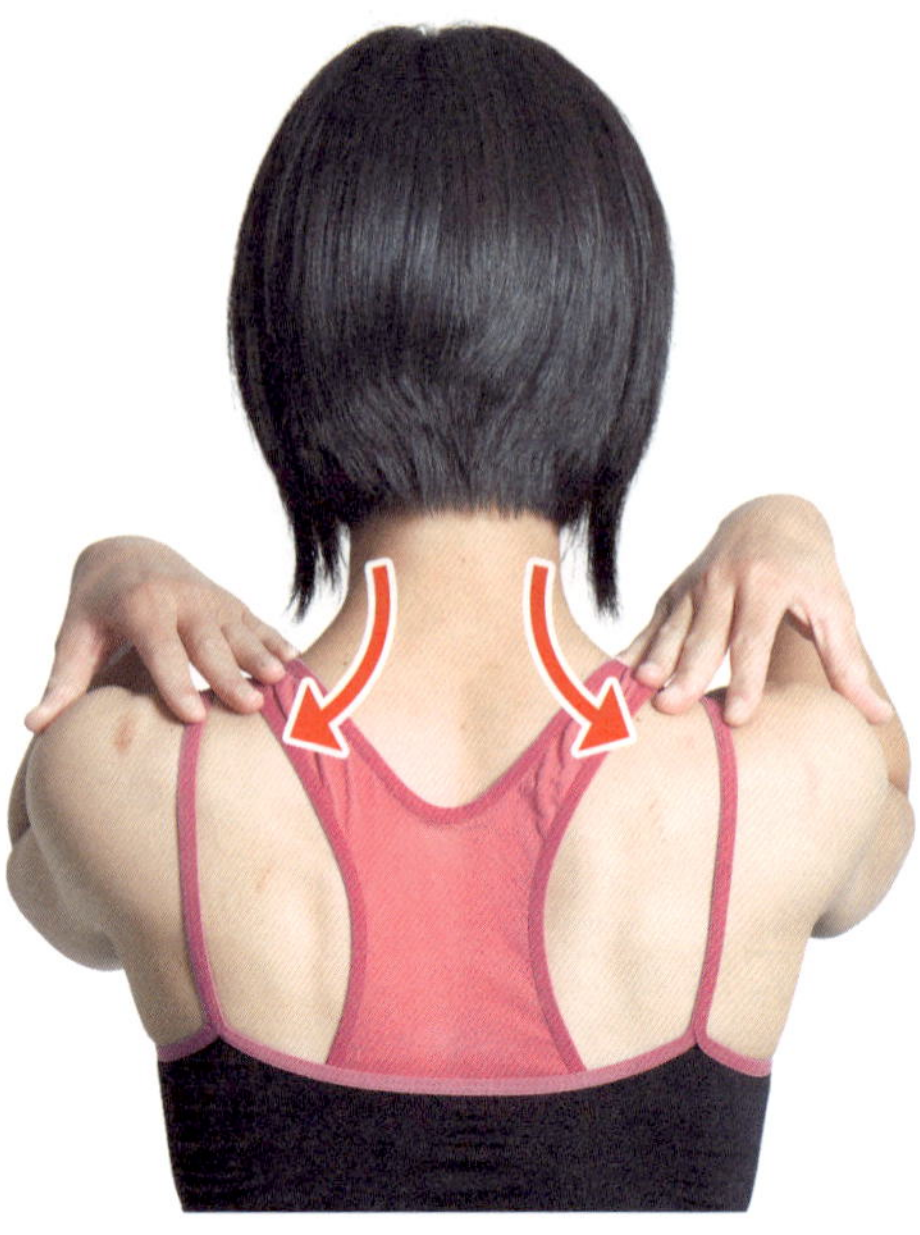

2

耳の下を越えて首のつけ根まで優しくゆっくりと数回さすります。

筋膜リリースを始める前に、知っておきたいこと

1 無理せず、痛みを出さないように、ゆっくりと持続的に伸ばしてください。

コラーゲンがリリースされるには、時間がかかります。1つの方法につき、90秒以上行えるようにしましょう。ストレッチングとは違うので、強い力で伸ばしたり、勢いをつけては効果が半減します。期間としては、1か月はじっくり続けて取り組みましょう。

2 引っかかる感じがするところで、じっくり時間をかけて。

最初に行うのは、全身の筋膜リリースです。筋膜を縦、横、ななめ方向でほぐしていきます。フライパンの上に乗せた固形バターが、少しずつ薄くなり、周りに拡がっていくイメージです。呼吸も止めずにゆっくり吐くようにしてください。

3 午前中・午後・入浴後など、少なくとも１日３回の筋膜リリースを行いましょう。

１日の終わりに時間をとって、硬くなった筋膜をリリースするのはとてもおっくうになります。筋肉と筋膜がかたまらないように、定期的に緊張をリセットするのが理想です。午前中、午後、入浴後というように少なくとも１日３回の筋膜リリースを行いましょう。

4 筋膜リリースをやらない方がいい場合もあります。

悪性腫瘍・癌《がん》、動脈瘤《どうみゃくりゅう》、急性期のリウマチ様関節炎、全身あるいは局所感染などです。また局所的には、血腫《けっしゅ》、開放創《かいほうそう》（皮膚の開口や亀裂）、縫合部、治癒過程にある骨折部位などがある場合もやらないでください。また、上記にあてはまらなくても、筋膜リリースを試したところ、痛みが取れない、あるいは逆に痛みが悪くなったなどの場合は病院に行くことをお勧めします。

筋膜リリース

縦をほぐす筒状L字筋膜リリース

腰痛のある方や、ももの裏の筋肉が硬い人、ねこ背、肩こりに効果的です。

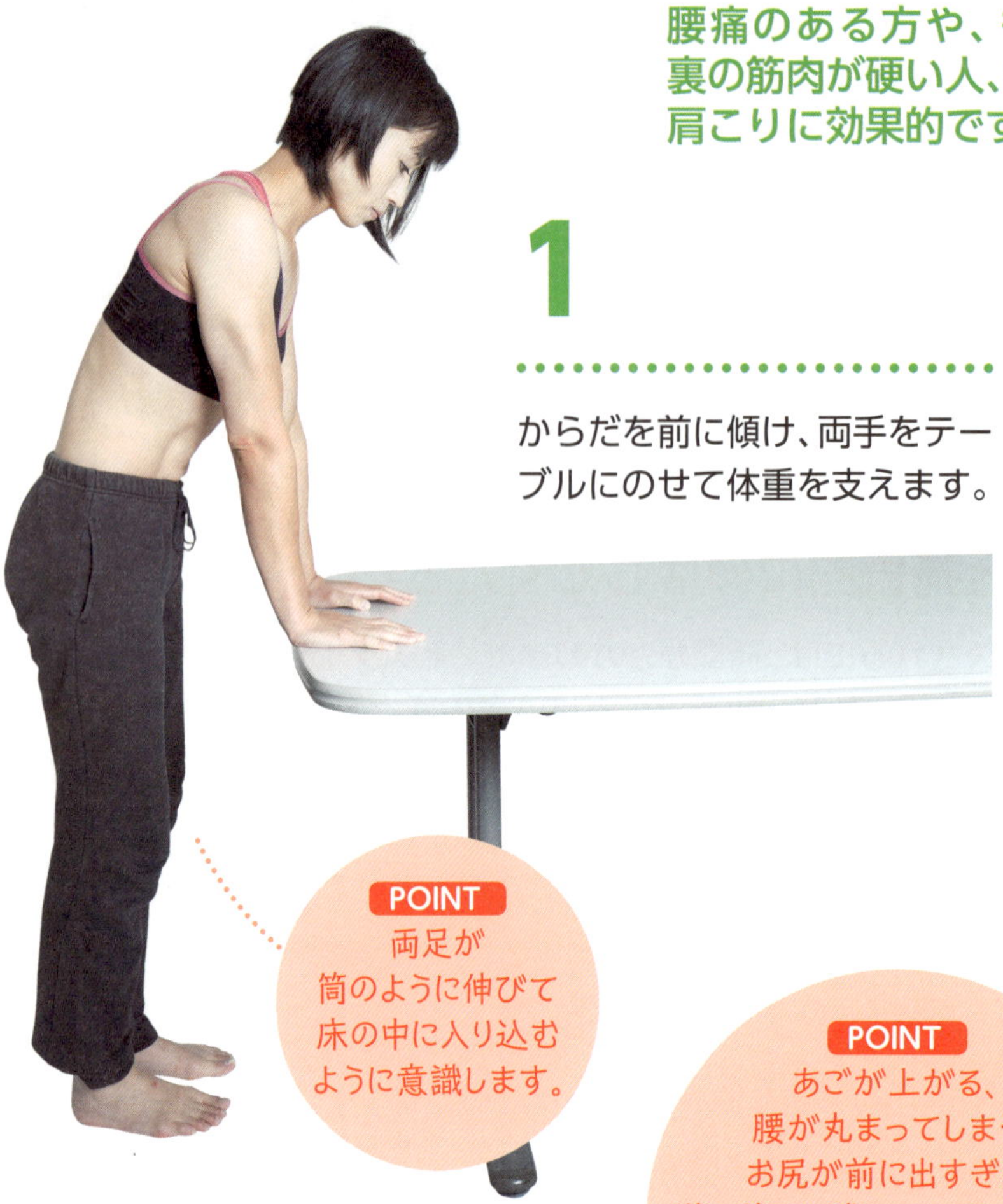

1

からだを前に傾け、両手をテーブルにのせて体重を支えます。

POINT
両足が筒のように伸びて床の中に入り込むように意識します。

POINT
あごが上がる、腰が丸まってしまう、お尻が前に出すぎる、逆に後ろに残っているというのはNGです。尾骨を中心に上下に筒状に伸ばすイメージです。股関節をしっかり曲げることが大切です。

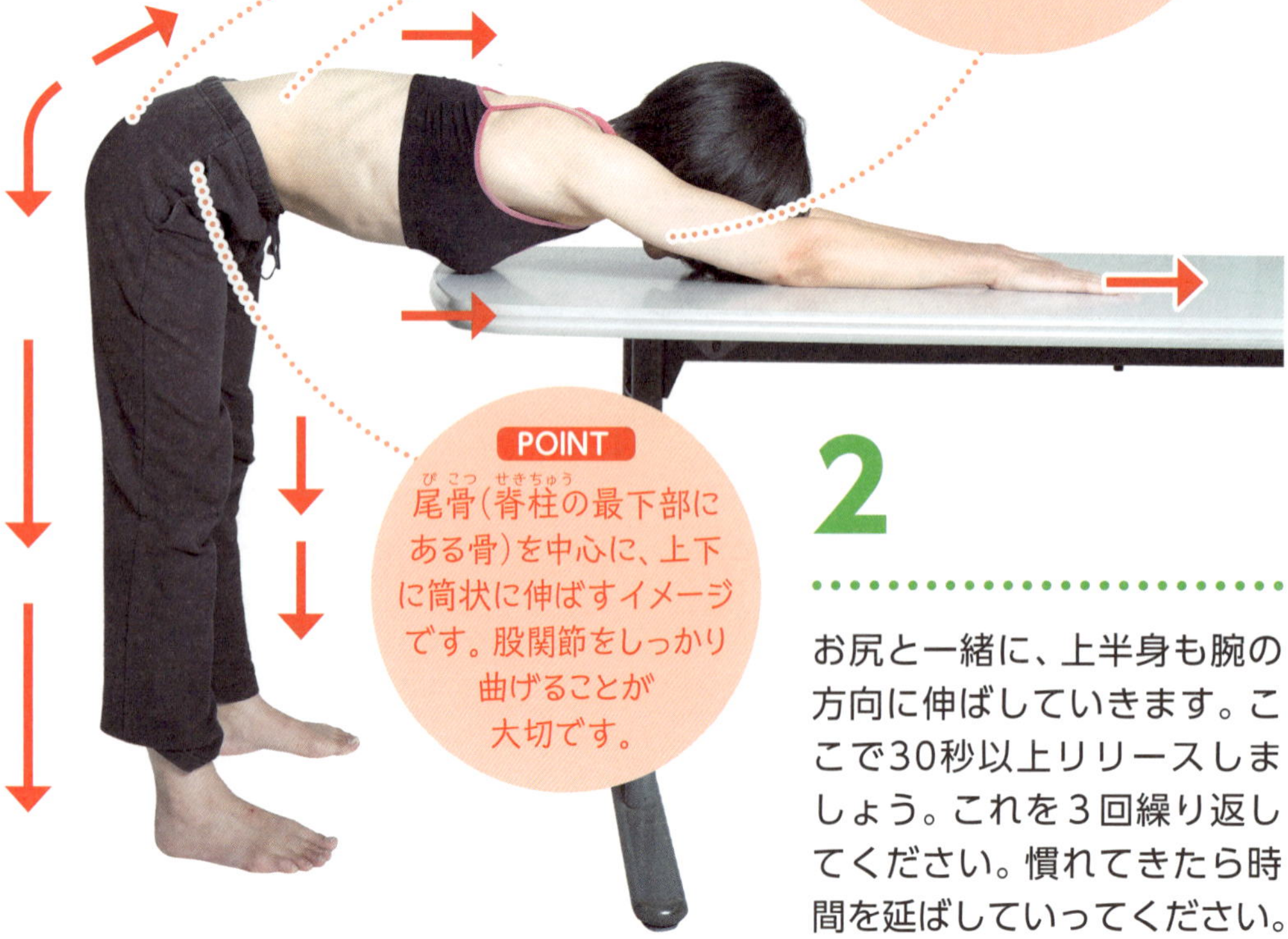

POINT
尾骨《びこつ》(脊柱《せきちゅう》の最下部にある骨)を中心に、上下に筒状に伸ばすイメージです。股関節をしっかり曲げることが大切です。

2

お尻と一緒に、上半身も腕の方向に伸ばしていきます。ここで30秒以上リリースしましょう。これを3回繰り返してください。慣れてきたら時間を延ばしていってください。

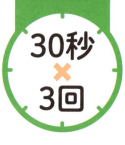

30秒×3回

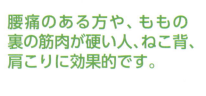

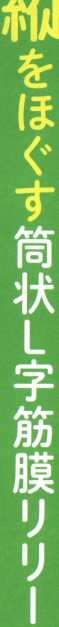

筋膜リリース

横をほぐすシェー筋膜リリース

左右で行きにくい方向を、時間をかけてほぐすようにしましょう。行きにくい方をしっかり時間をかけることで、肩や腰の横のハリがある人は楽になっていきます。また、骨盤の左右の高さの違いも整ってきます。

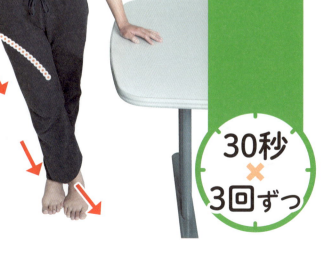

30秒×3回ずつ

1

片方の手をテーブルかイスの背におきます。

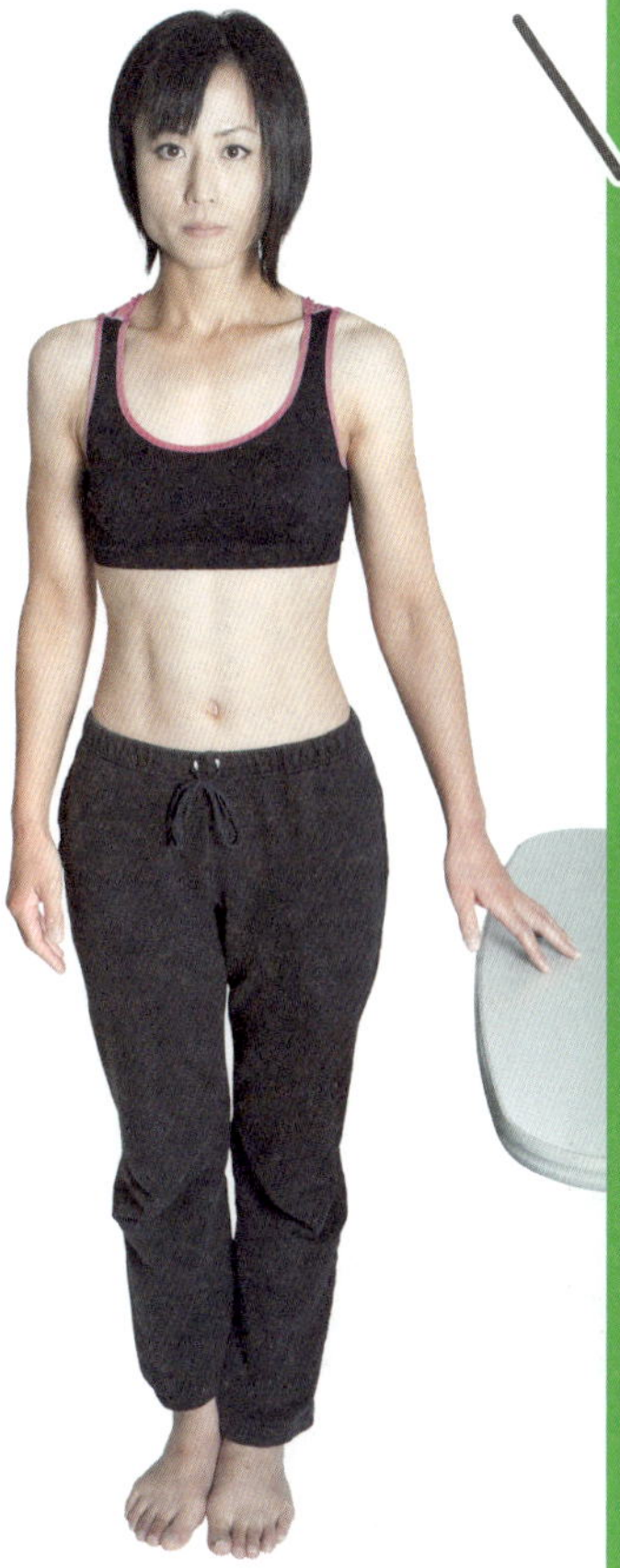

2

テーブルについた側と反対側の足を、テーブル側に向かって前で交差させます。両足が膝の前後で密着するようにしてください。前に交差した足が床の中に入り込むように意識したまま、片手を頭上に伸ばします。

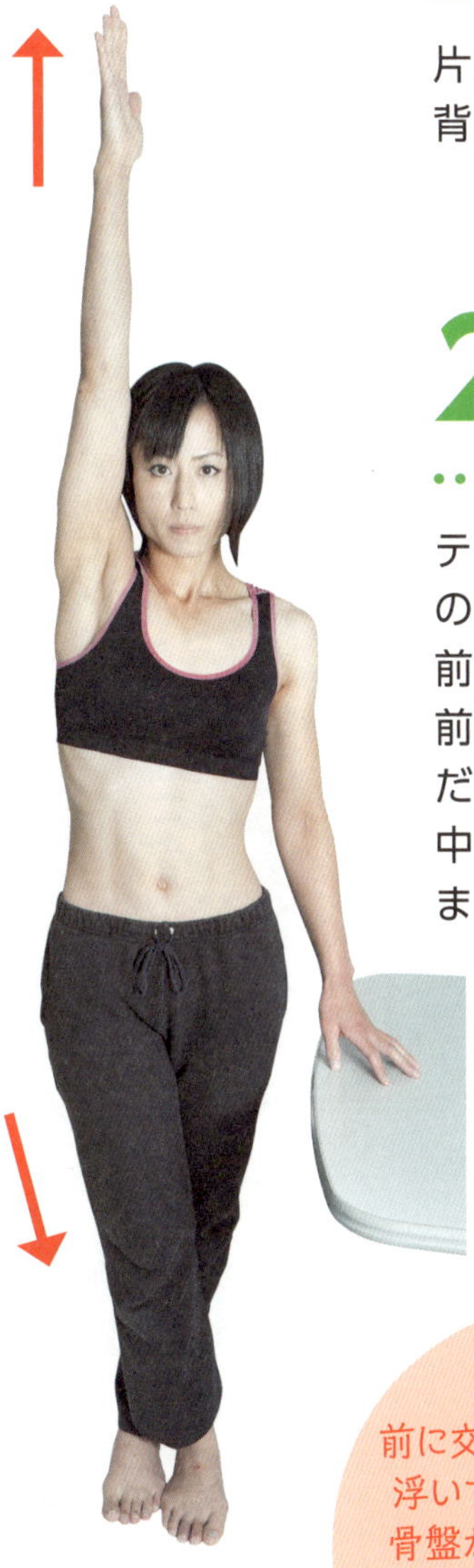

POINT
前に交差した足が床から浮いてしまう、その側の骨盤が上がってしまう、交差した両足が膝の前後で離れているというのはNGです。

3

頭上にあげた手を、頭を越えて反対側へと倒していき、からだ全体の横側を30秒以上リリースします。左右をそれぞれ3回繰り返してください。慣れてきたら時間も長くしてください。

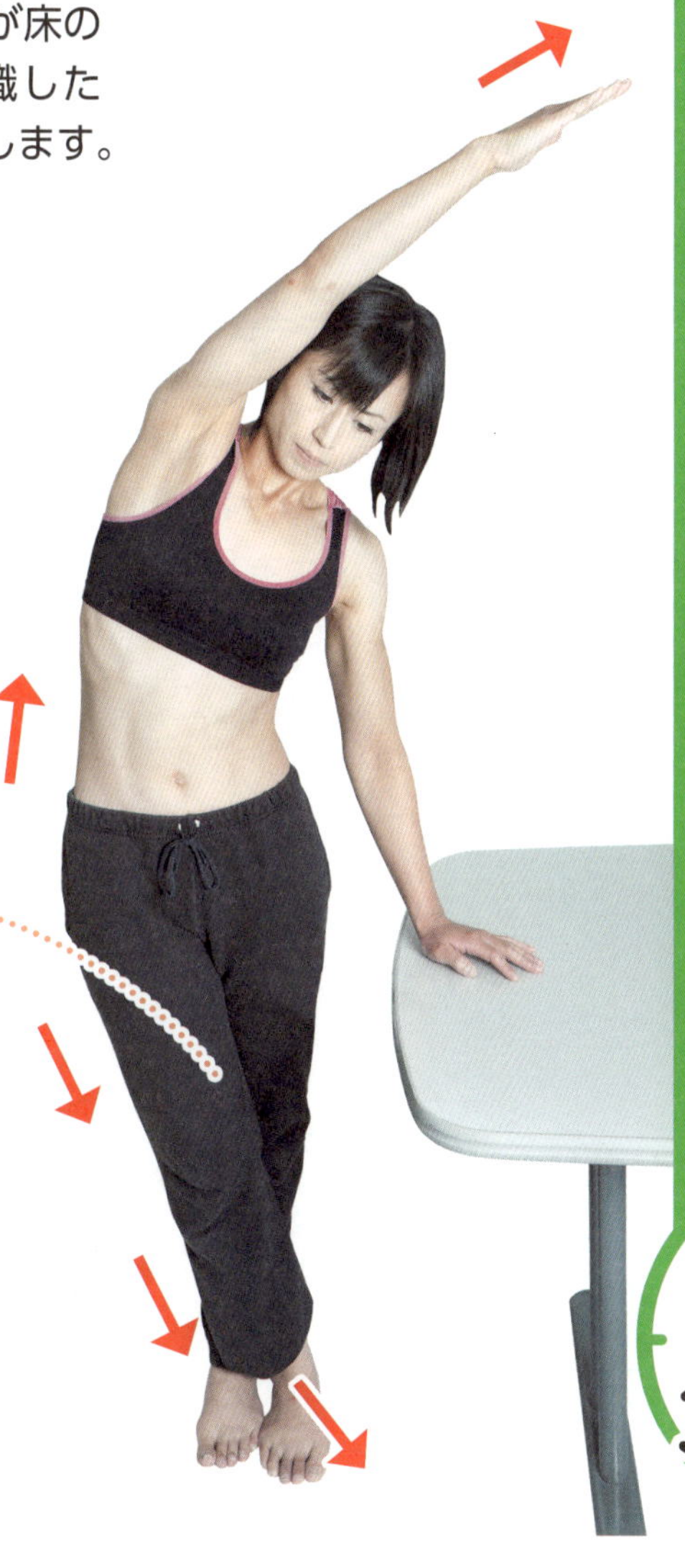

筋膜リリース

ななめをほぐす見返り筋膜リリース

60秒×3回ずつ

姿勢やくせに左右で差がある人は、見返り筋膜リリースをすると、左右でやりやすさが異なります。座ったとき無意識に左足を組む人では、右手を上にあげる方向がやりにくくなります。左右でやりにくい方向を、時間をかけてほぐしましょう。

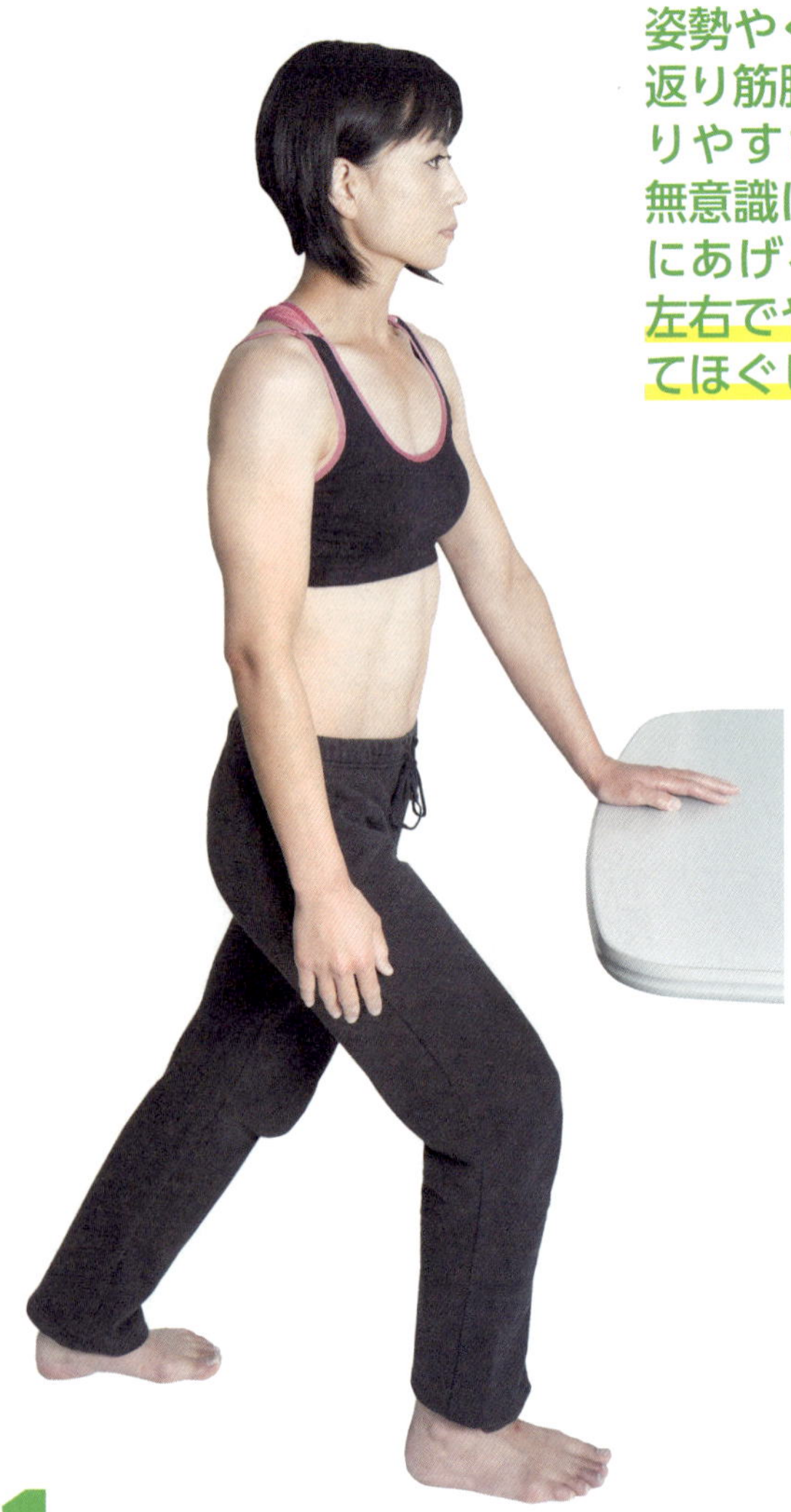

1

歩くときのように、左手と右足を前に出します。左手はテーブルかイスの背におきます。前に出した膝は軽く曲げ、後ろの膝はまっすぐ伸ばして、足全体が筒のように伸びて床の中に入り込んでいくように意識します。

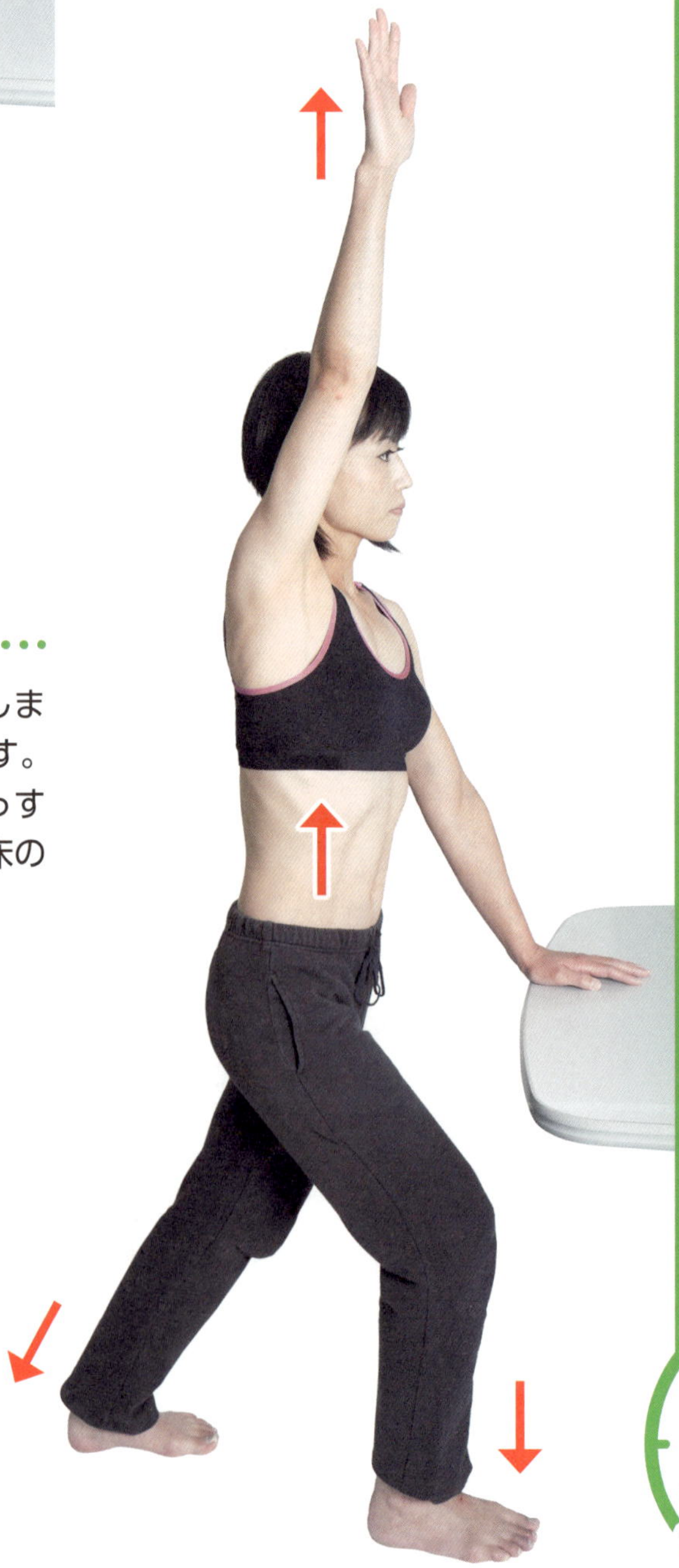

2

右手を天井方向に伸ばして20秒以上リリースします。両足は床にもぐりこむイメージです。

3

右にからだを回して、右手を右斜め後方へと伸ばしていき、20秒以上リリースします。視線は右手を見るようにしますが、あごはあげすぎないでください。

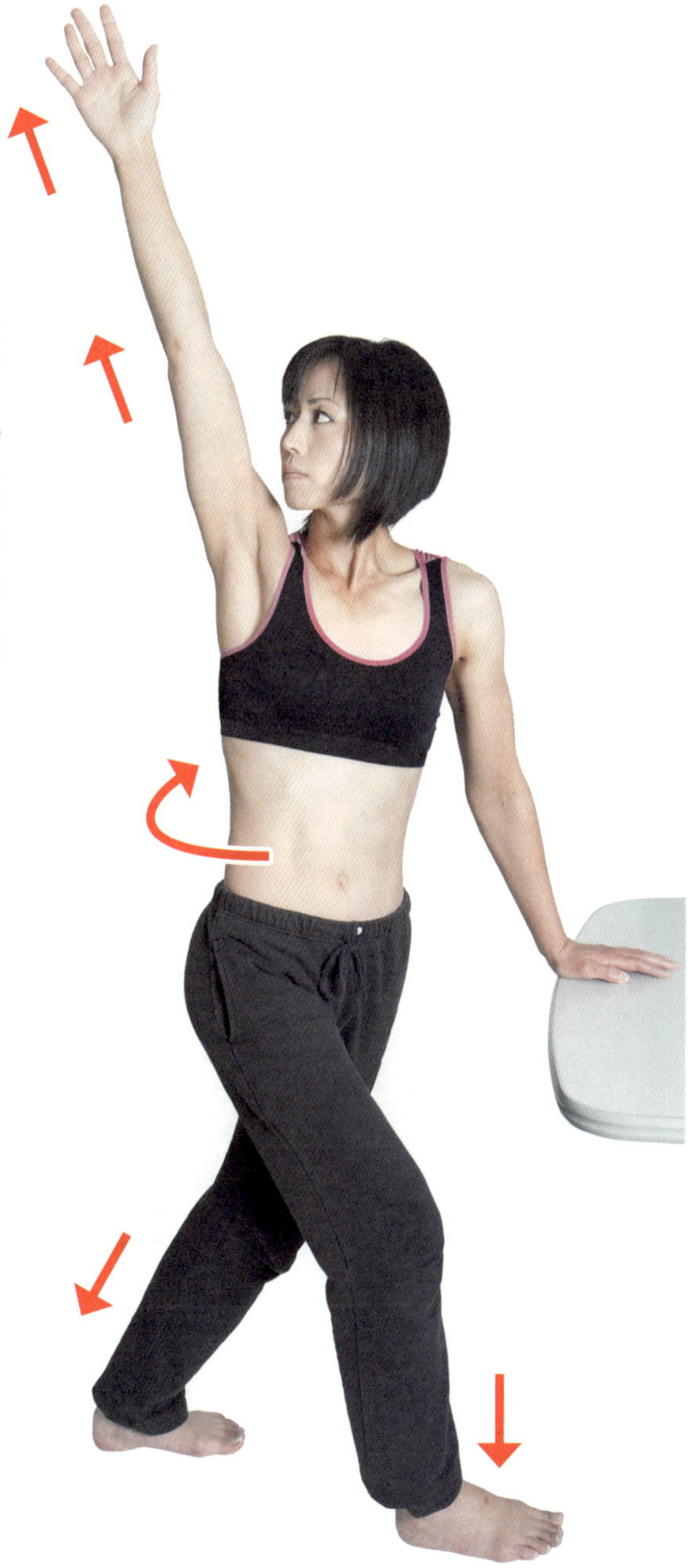

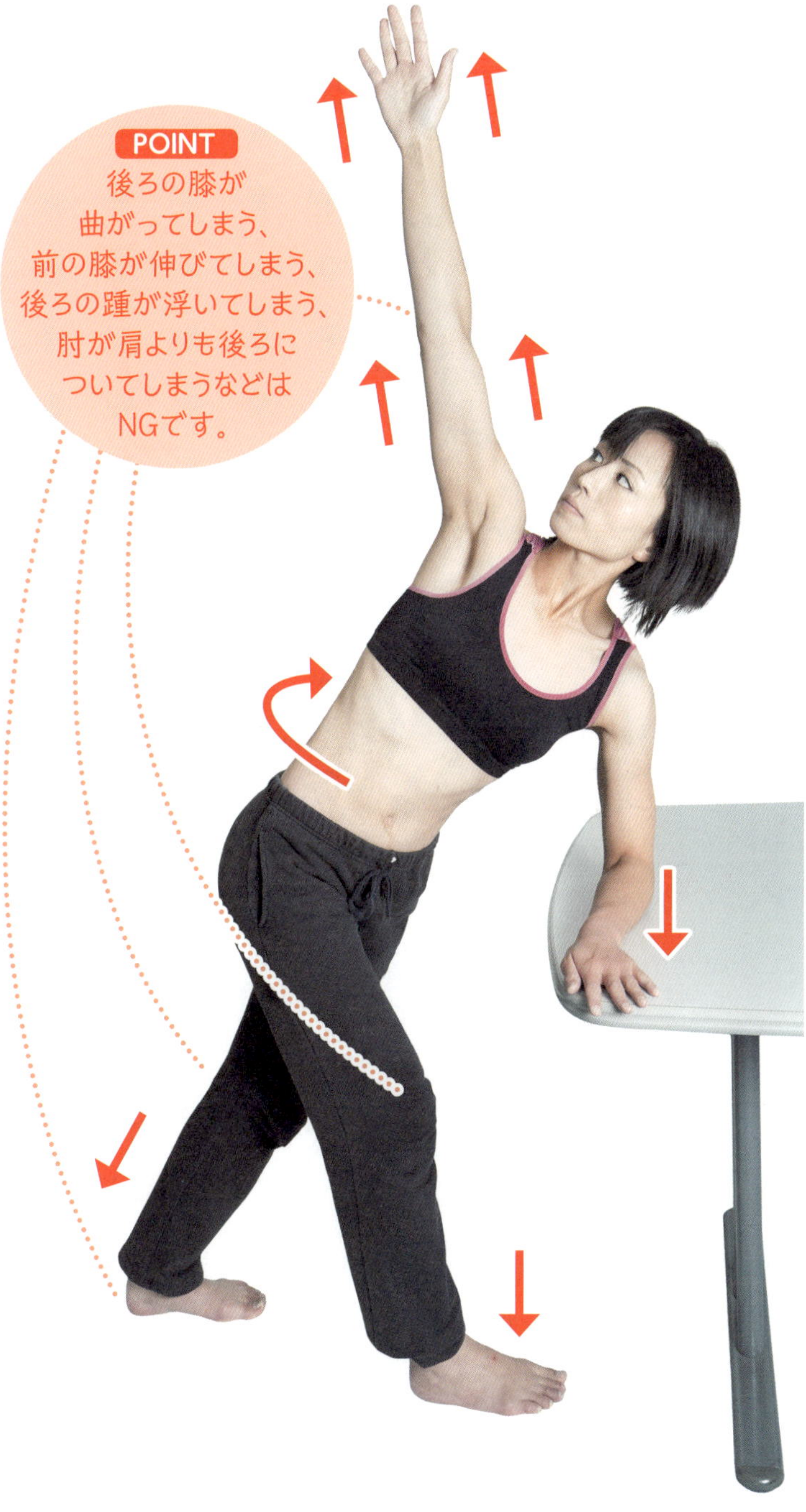

POINT

後ろの膝が
曲がってしまう、
前の膝が伸びてしまう、
後ろの踵が浮いてしまう、
肘が肩よりも後ろに
ついてしまうなどは
NGです。

4

左肘を曲げてテーブルあるいはイスの背に前腕をつけたまま、さらにからだをねじって20秒以上リリースします。

1～**4**を左右それぞれ2～3回繰り返してください。慣れてきたら時間も長くしてください。

楽な姿勢だと思ってる？

じつは、ねこ背はあらゆる病気のもと！

人は楽をしようとすると、ついつい筋肉に頼らなくてもすむ「ねこ背」になっていきます。ねこ背は万病のもとで、肩こりにも大きく影響します。

ねこ背姿勢

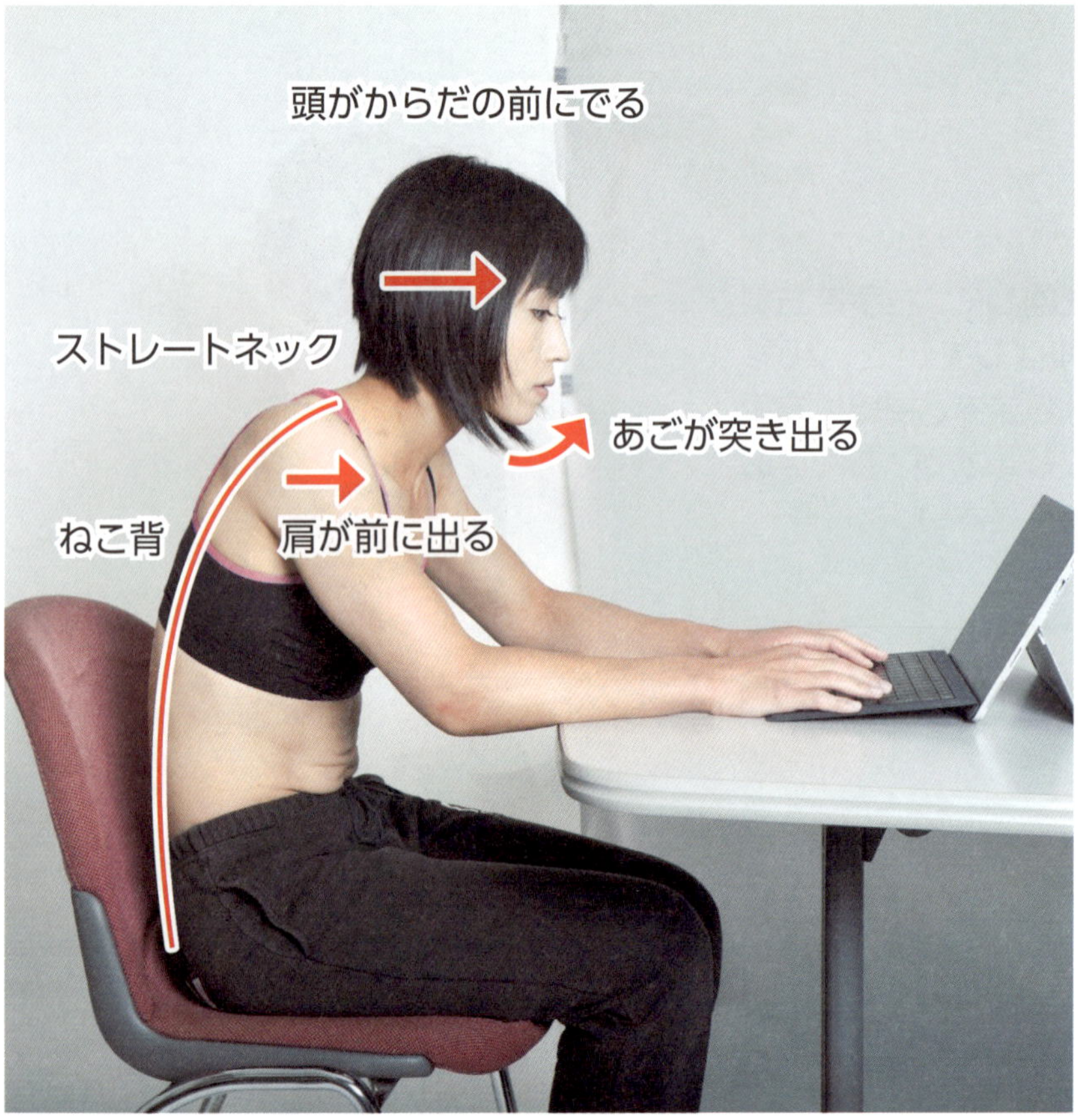

ねこ背になると損ばかり!?

ねこ背で前を見ようとするとあごが上がり、頭がからだの真上から前に出てしまいます。口もポカンと開けてしまう人もいます。さらに、背中を後ろにもたれてお尻を前にすべらせて、仙骨《せんこつ》という骨の上に座る「仙骨座り」もねこ背を助長してしまいます。

　これらの姿勢は楽かもしれませんが、とても悪い姿勢なのです。**このような姿勢を続けると、全身の姿勢が悪くなり、肩こり、首こり、腰痛、ストレートネック、便秘、肺活量の低下、お腹や二の腕に脂肪が付く、さらに実年齢よりも老けて見られるなど、損ばかりです。**ねこ背などの不良姿勢を続けると、筋肉の柔軟性が低下し、肩こりの原因になります。たとえばねこ背であごを前に突き出すような姿勢は、頭と首のつけ根の筋肉（後頭下筋群《こうとうかきんぐん》）を過緊張させてうなずくことが難しくなり、首の真ん中を曲げてうなずくようになり、ストレートネックも進行させます。

　正しいうなずき方は、あごがのど仏に近づく動きですが、正しくうなずけない人は鳥がえさをついばむようにあごが前に出るようなうなずき方になってしまいます。

　自分の姿勢を知り、肩こりの原因に気づくことがこりの解消につながります。

ねこ背改善

バンザイ筋膜リリース

30秒×3回

1

肩甲骨の下端が中心になるように、丸めたバスタオルを下に敷き、足をイスの上に乗せます。低めの枕を敷いてあごを軽くのど元に引きつけたまま、バンザイします。その状態で胸の前を30秒リリースします。これを３回繰り返してください。慣れてきたら時間を延ばしていってください。

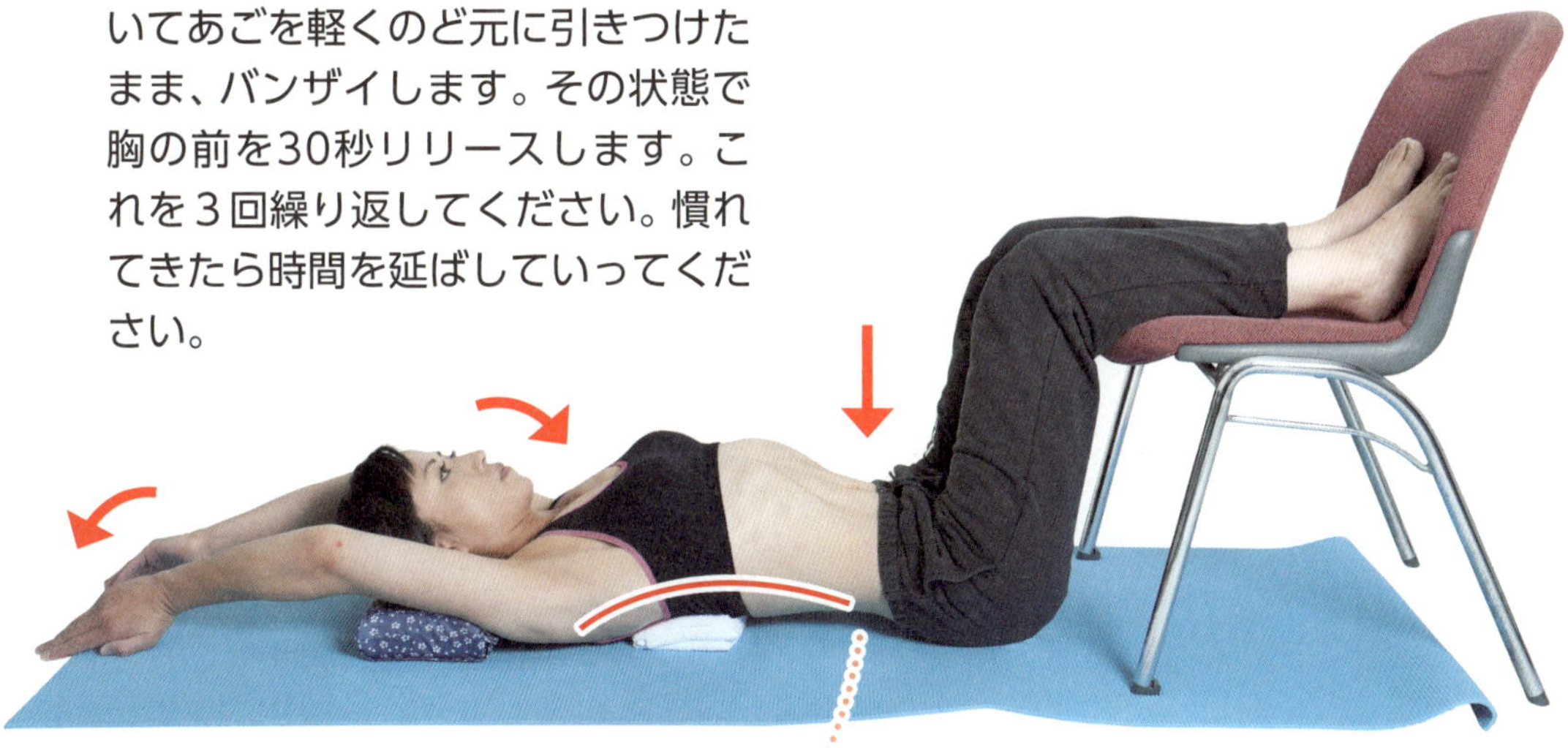

POINT
このときに、腰は丸まっているのが正しい姿勢です。あごが上がる、腰が反るなどはNGです。

2

さらに、足を床に着けて膝を曲げた状態でもできるようにしましょう。この時のコツは、お腹に軽く力を入れて、腰を床に押しつけておくことです。腹筋の力も強化しながら、ねこ背を改善する方法です。

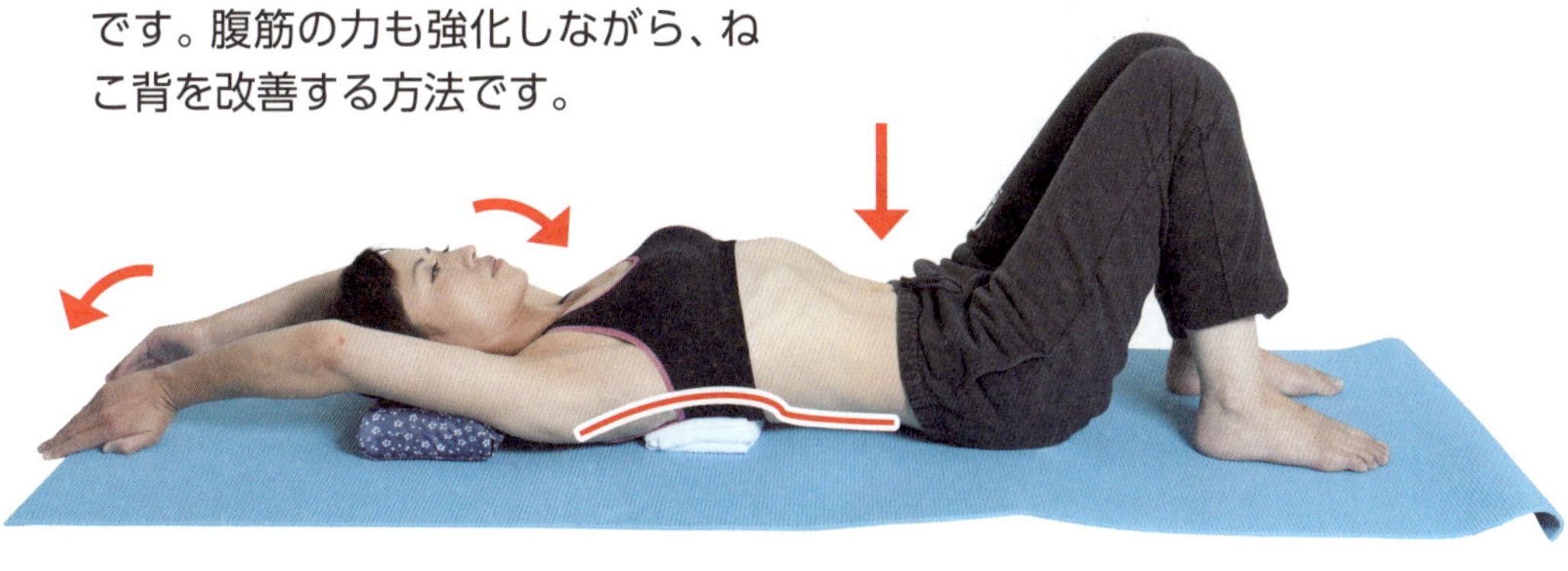

ねこ背改善

四つ這いお尻引き筋膜リリース

30秒×3回

1

四つ這いで、両膝と両足の間は拳１つくらい離します。腰が反らないように気をつけてください。

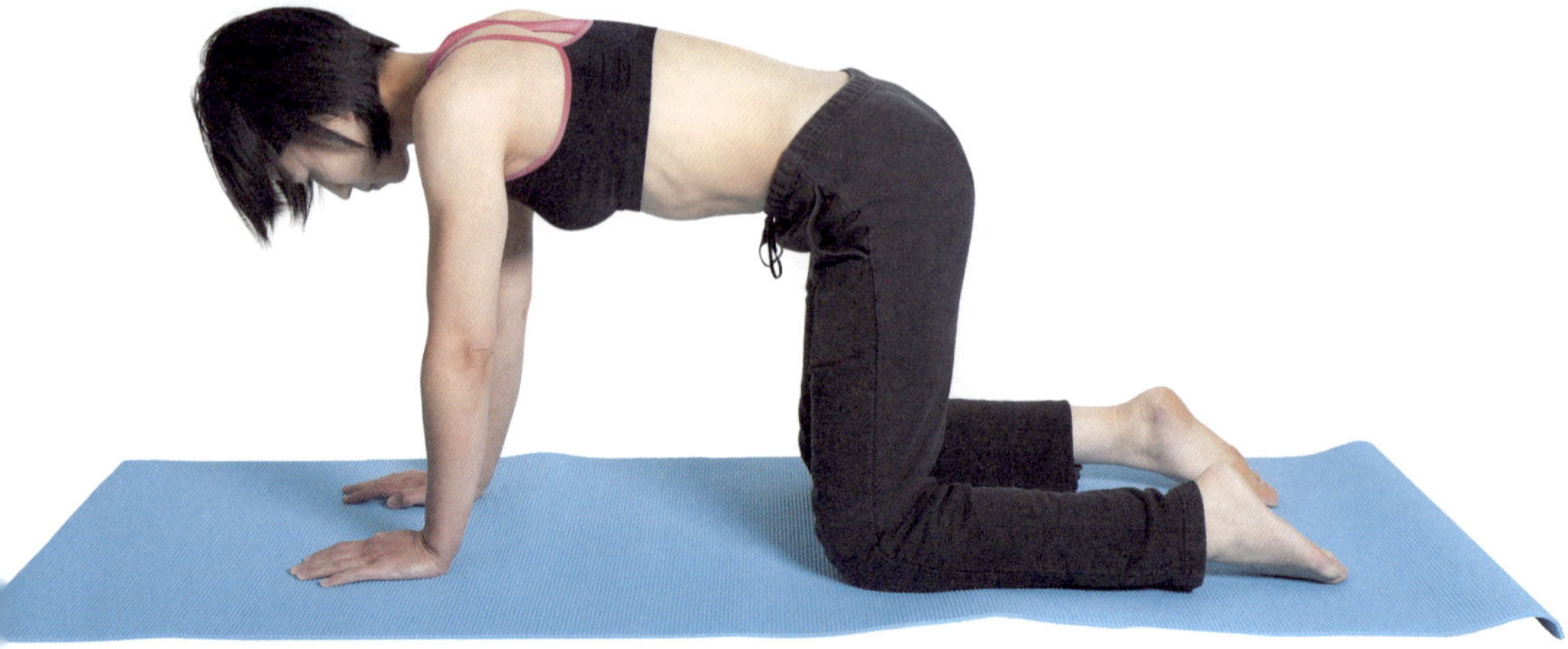

2

四つ這いから、両手で床を押してお尻を後ろに移動させます。腰は丸まった状態で、胸の前を30秒以上リリースします。これを３回繰り返してください。慣れてきたら時間を延ばしていってください。

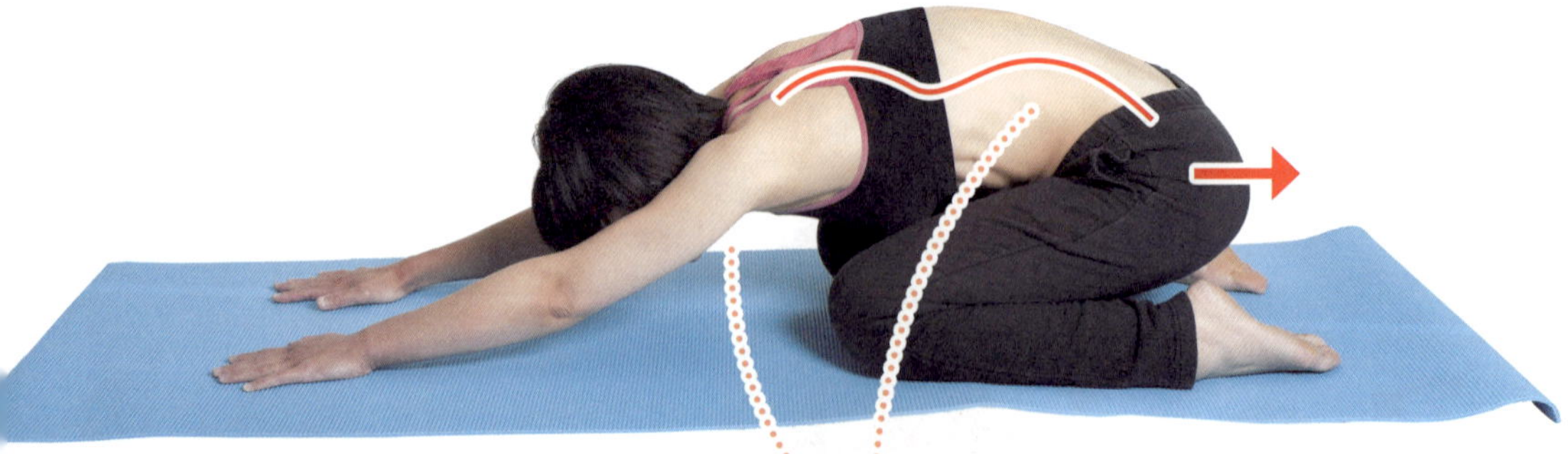

POINT
あごが上がってしまう、腰が反ってしまうというのはNGです。

ねこ背改善

肘つけ四つ這いお尻引き筋膜リリース

30秒×3回

このリリースでは、広背筋《こうはいきん》という長い筋肉もしっかりリリースできます。両肘が離れそうになったり、手の甲が床から離れそうになったら、そこでじっと我慢してリリースを続けます。
これが楽にできると、バンザイしたときの腰の反りも改善し、ねこ背や肩こり・腰痛も楽になります。

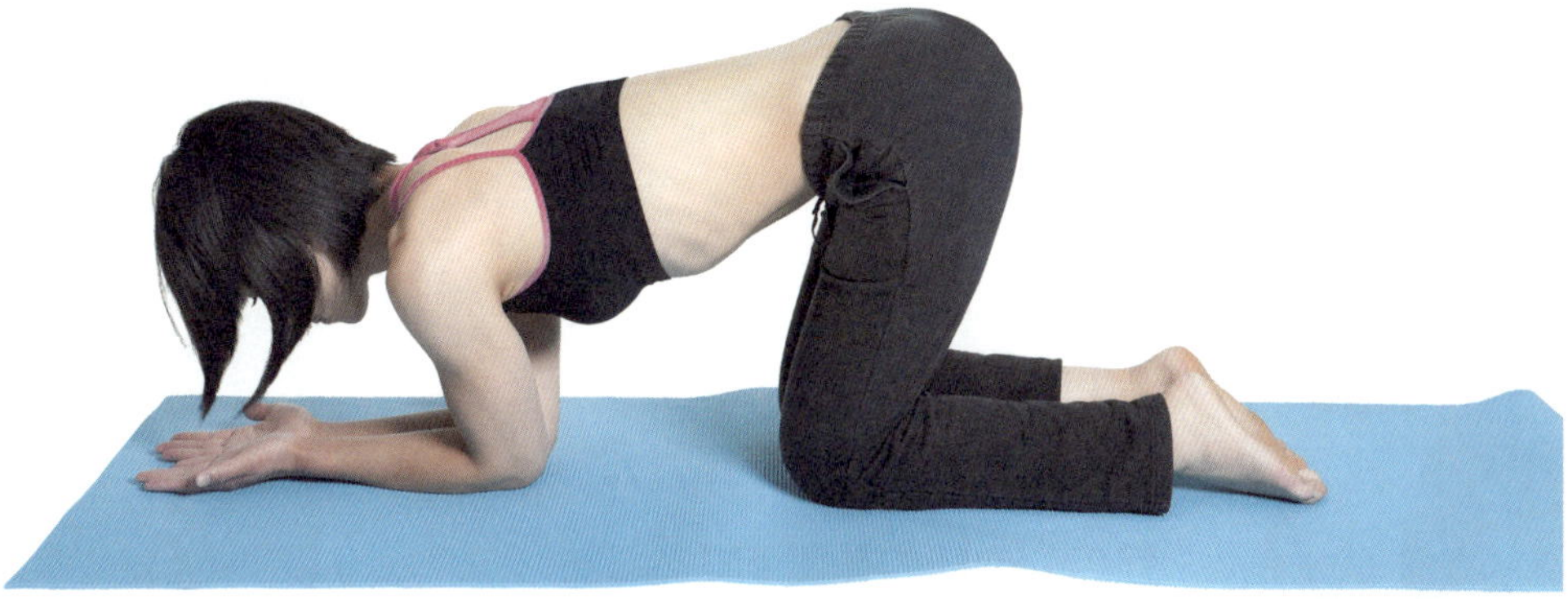

1

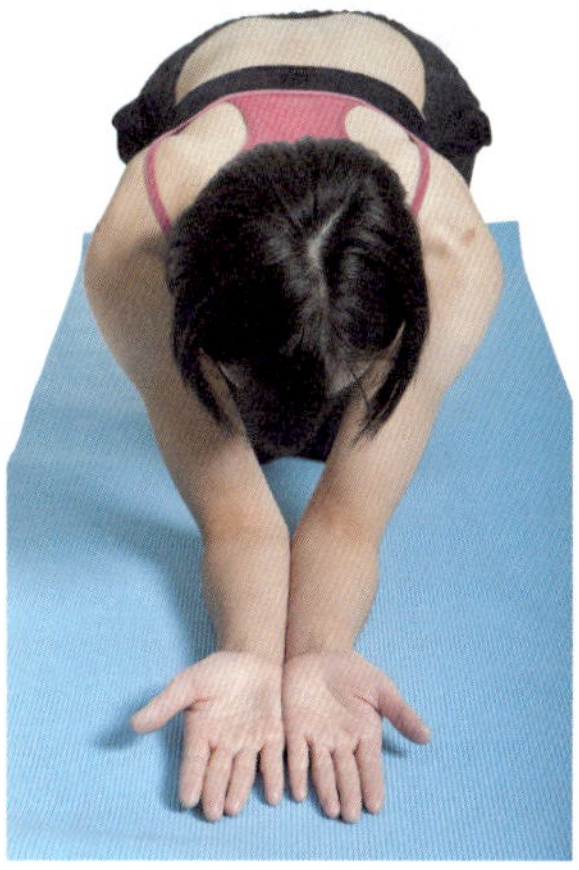

四つばいお尻引き筋膜リリースの次の段階では、写真のように両方の前腕と小指をくっつけて、両手を上に向けて手の甲をしっかりと床につけた四つ這いをとります。

2

1の姿勢から、お尻を後ろに移動させます。腰は丸まった状態で、胸の前から肩、そして骨盤まで30秒以上リリースします。これを3回繰り返してください。慣れてきたら時間を延ばしていってください。

POINT
コツは、お腹に軽く力を入れて、腰を床に押しつけておくことです。

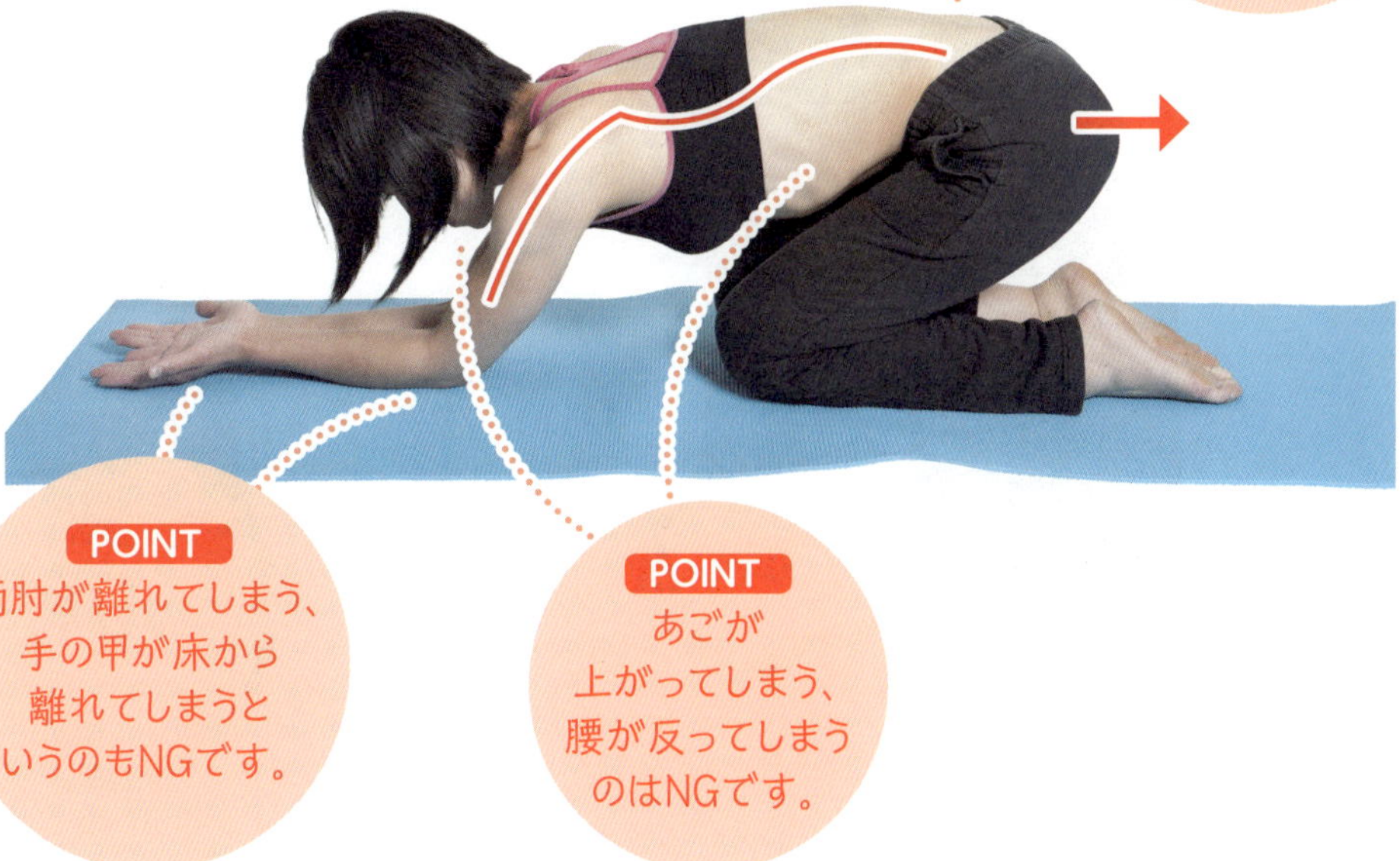

POINT
両肘が離れてしまう、手の甲が床から離れてしまうというのもNGです。

POINT
あごが上がってしまう、腰が反ってしまうのはNGです。

ねこ背改善

あご引き・胸張りストレッチング

60秒

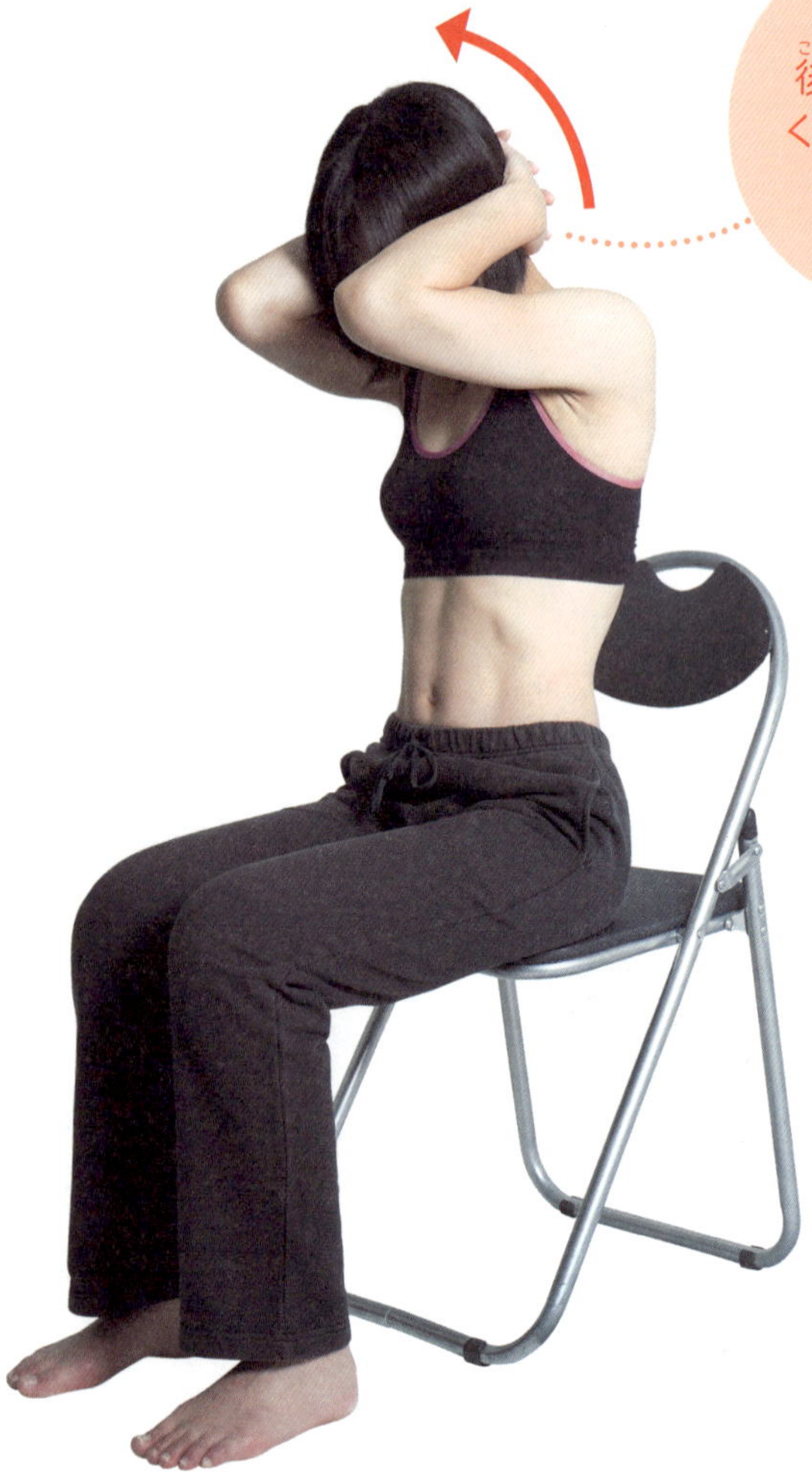

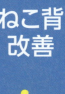

POINT

後頭骨《こうとうこつ》の下のくぼみに当てた手で動きを助けます。

1

首の前の筋肉を使ってあごを引くように頭と首のつけ根の環椎後頭関節を屈曲し、そこを硬くしている後頭下筋群を30秒間ストレッチします。

2

上《じょう》部《ぶ》脊柱《せきちゅう》起《き》立《りつ》筋《きん》群《ぐん》を使って胸《きょう》
椎《つい》を伸展させて、大胸筋と小胸筋を30秒間ストレッチします。

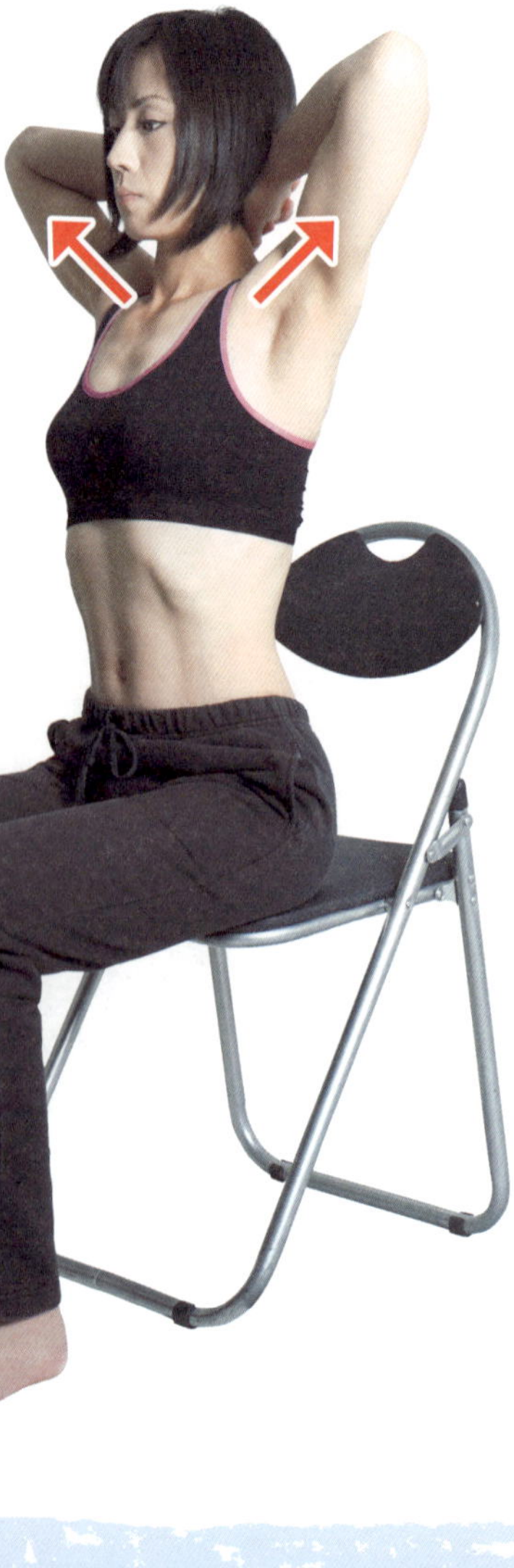

POINT

両膝を股関節よりも高い位置にしておきましょう。

ねこ背改善

腕の押し・引き・回しストレッチング

90秒

このストレッチでは、肩まわりの筋膜も同時にリリースされるので、肩こりや首こりにもいい効果が出ます。さらに嬉しいことに、二重あごの改善にも効果的です。

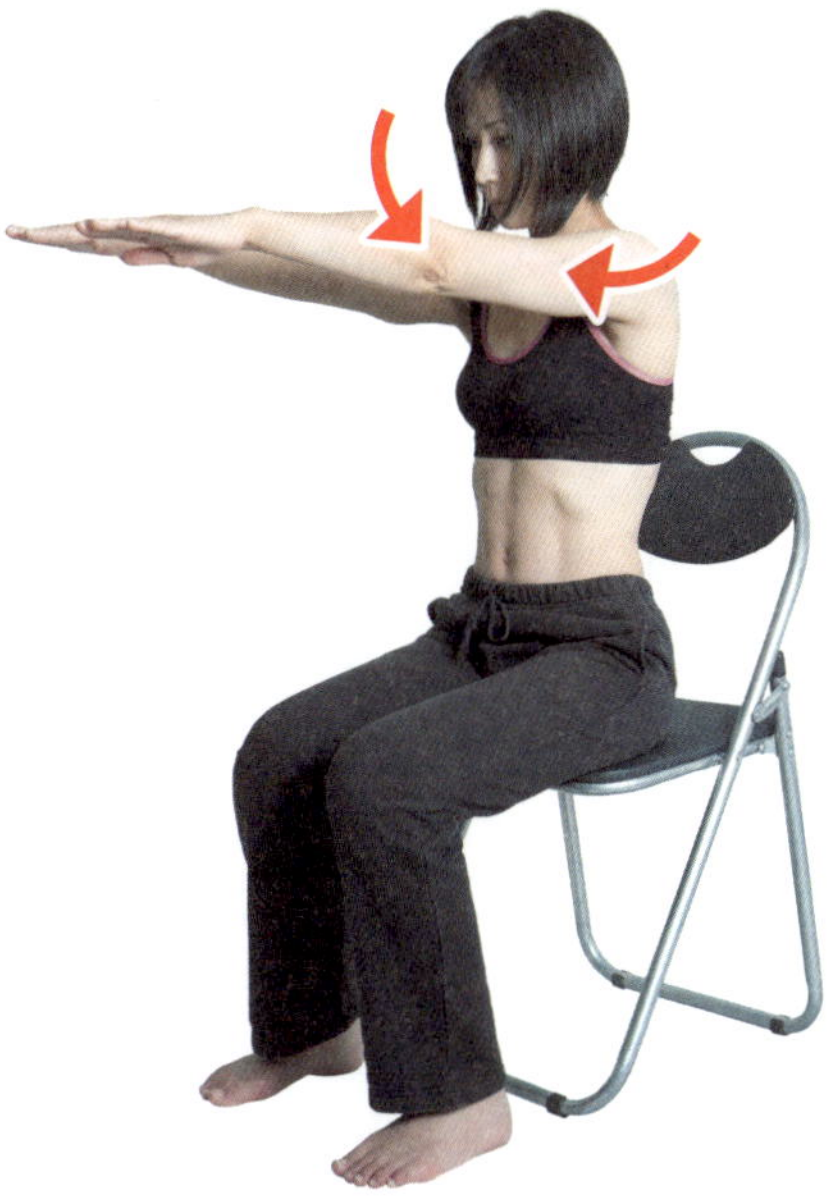

1

背中は丸めすぎないようにしながら、平泳ぎの要領で両手を前に突き出します。つまり、前鋸筋《ぜんきょきん》を使って肩甲骨を外転し、菱形筋《りょうけいきん》を30秒間ストレッチします。

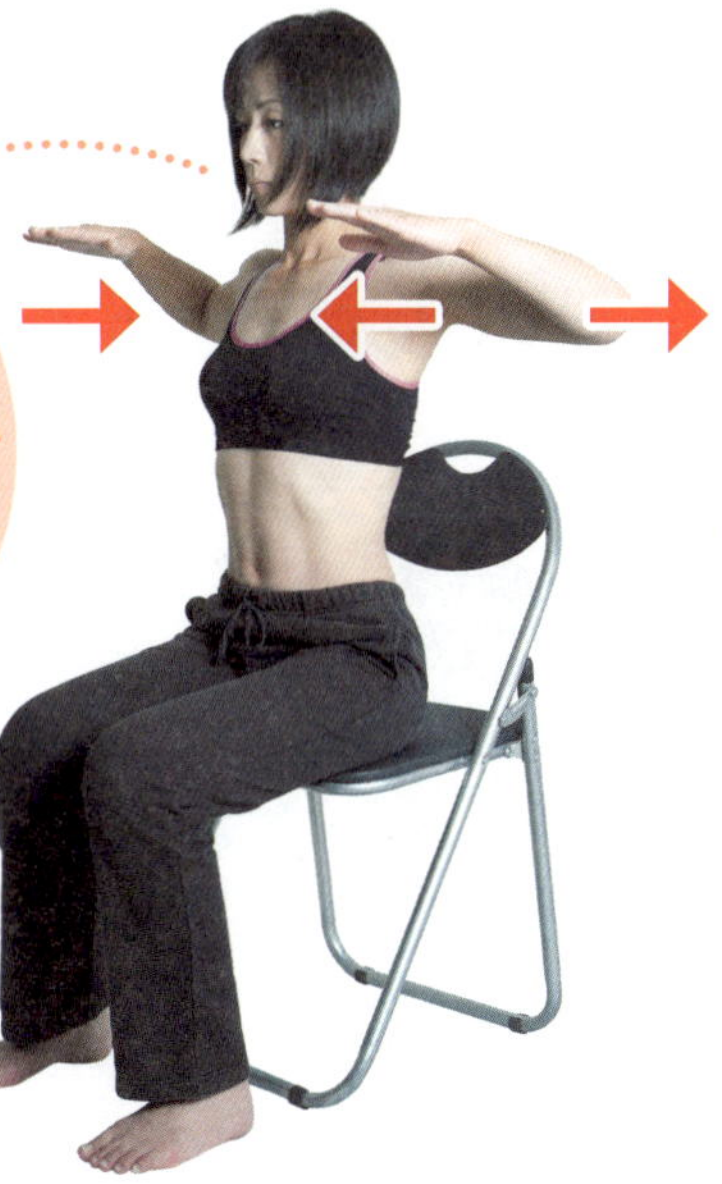

POINT
あごをしっかりのど元に引きつけますが、うつむくのではなく、正面を見ていてください。

2

あごは引き気味にして上部の脊柱起立筋群を使って胸椎を伸展させて、大胸筋を30秒間ストレッチします。

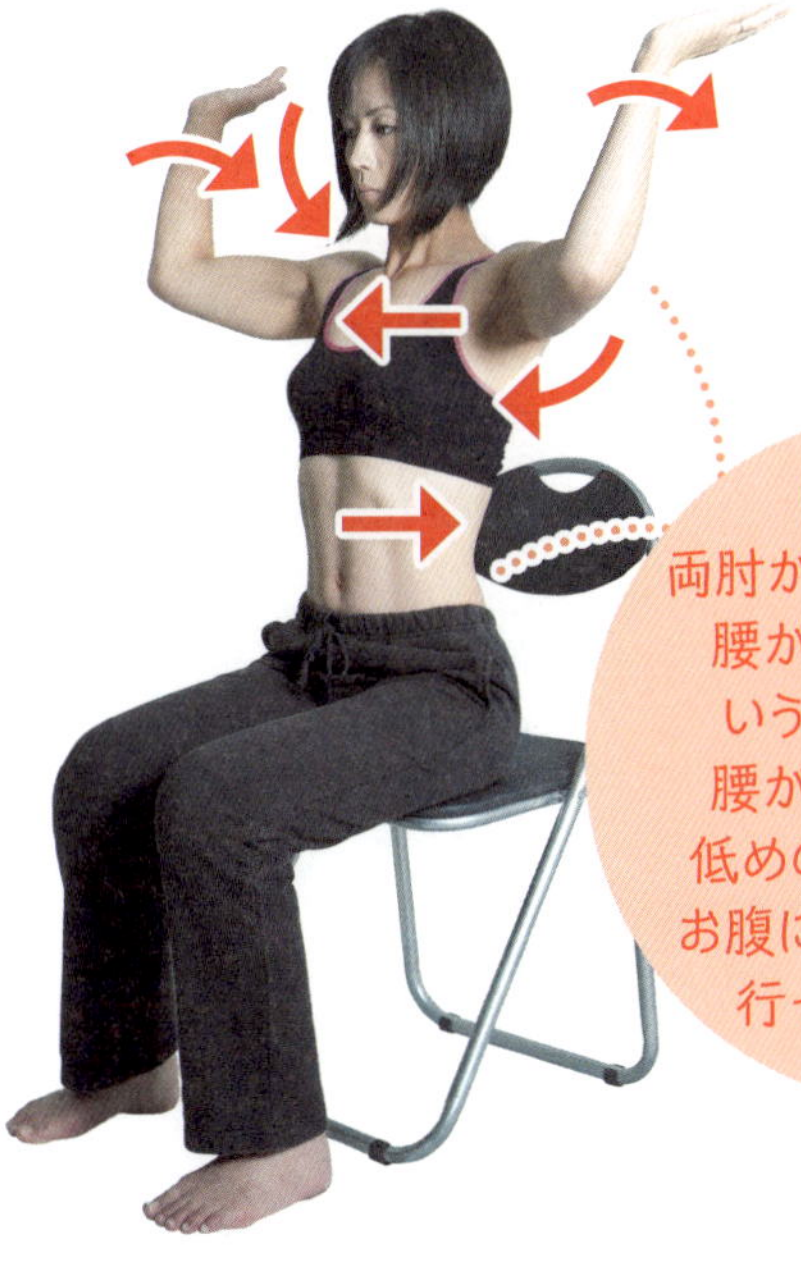

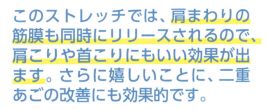

3

両肘を肩より前に戻してから、同時に両手を前に向けるように両方の肩甲骨を引き起こします。つまり、肩関節外旋筋群と僧帽筋下部線維を使って肩甲骨を後傾（前に倒れて左肩甲骨を起こし、丸まった背中を伸ばす）し、大胸筋と小胸筋を30秒間ストレッチします。

POINT
両肘が下がってしまう、腰が反ってしまうというのはNGです。腰がそらないように低めのイスに座るか、お腹に軽く力を入れて行ってください。

ねこ背改善

大胸筋ストレッチング

30〜60秒×3回

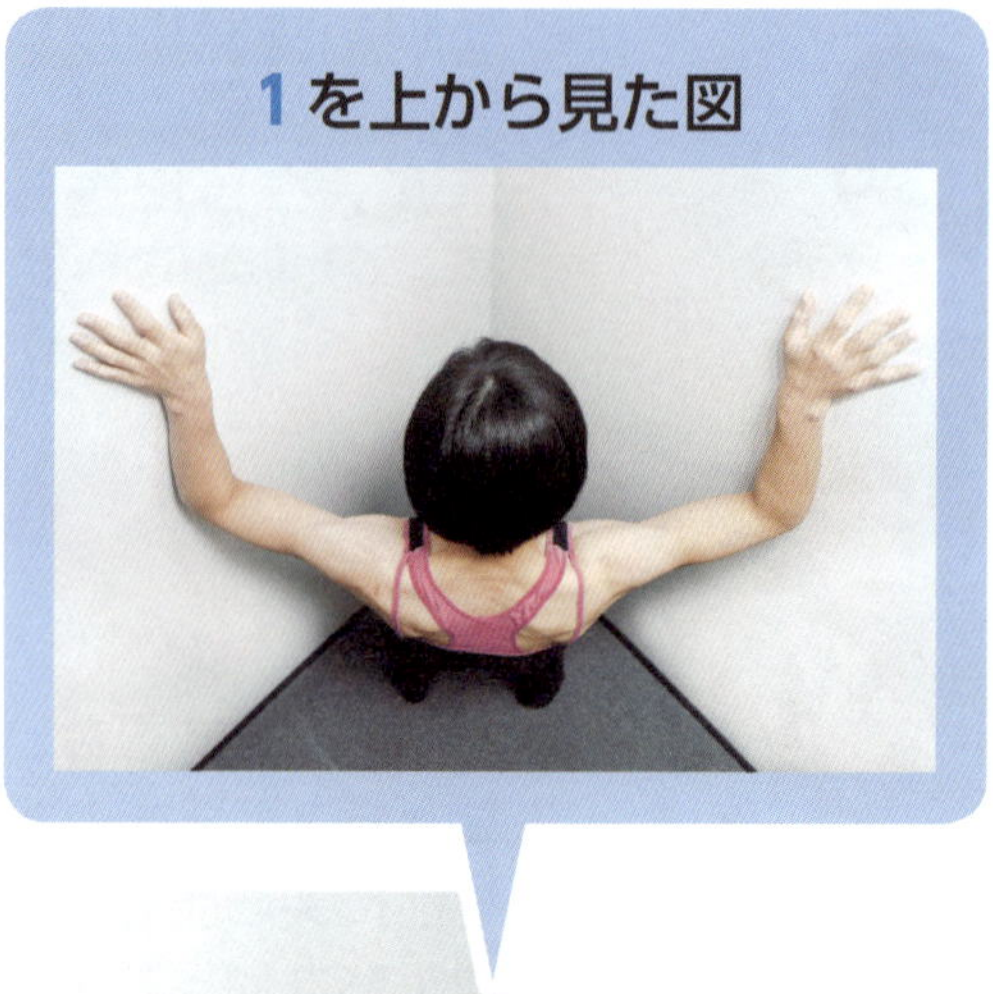

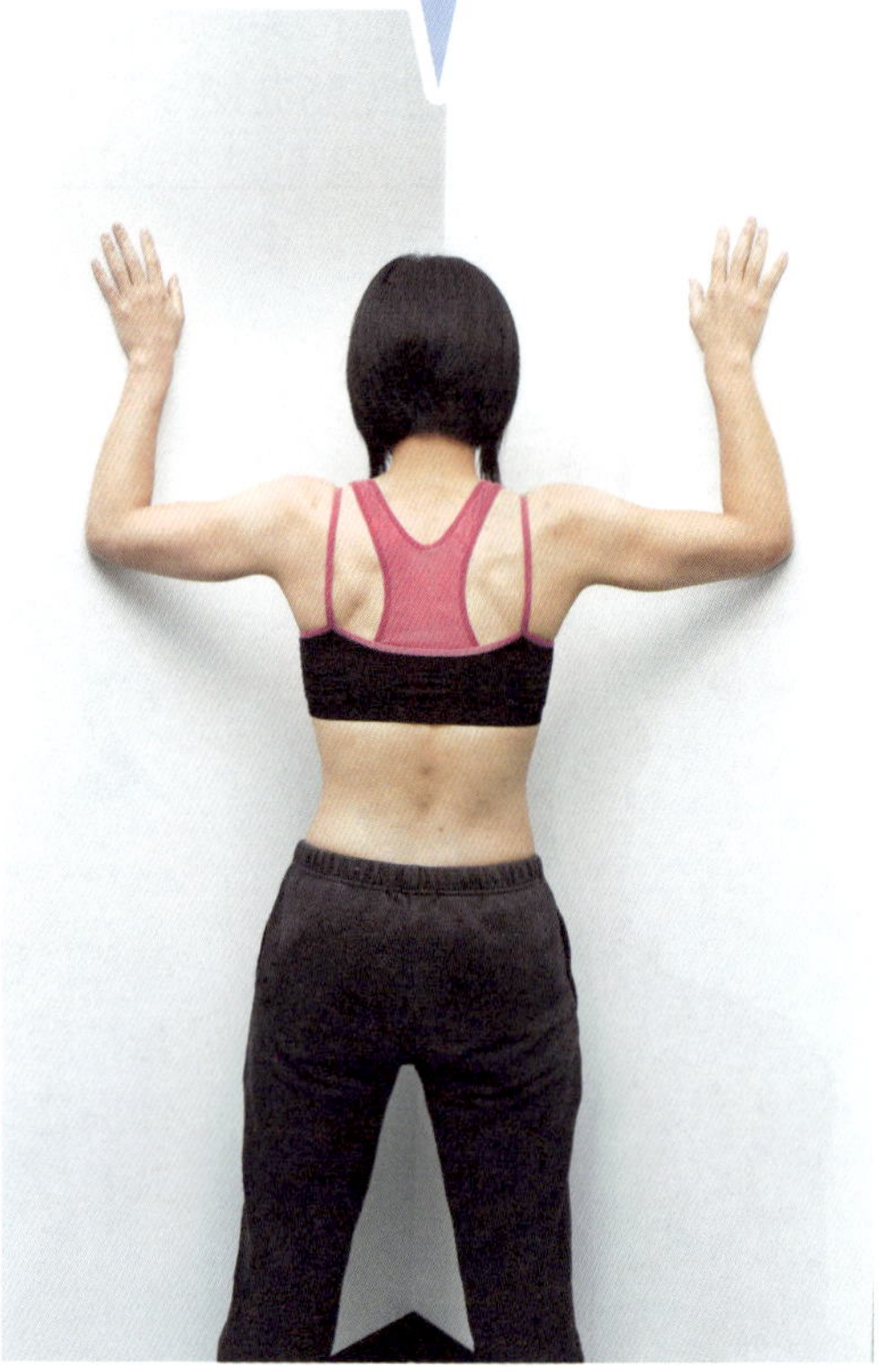

1

部屋の角に向かって立ちます。肘を肩の高さまであげて、壁に腕をつけます。

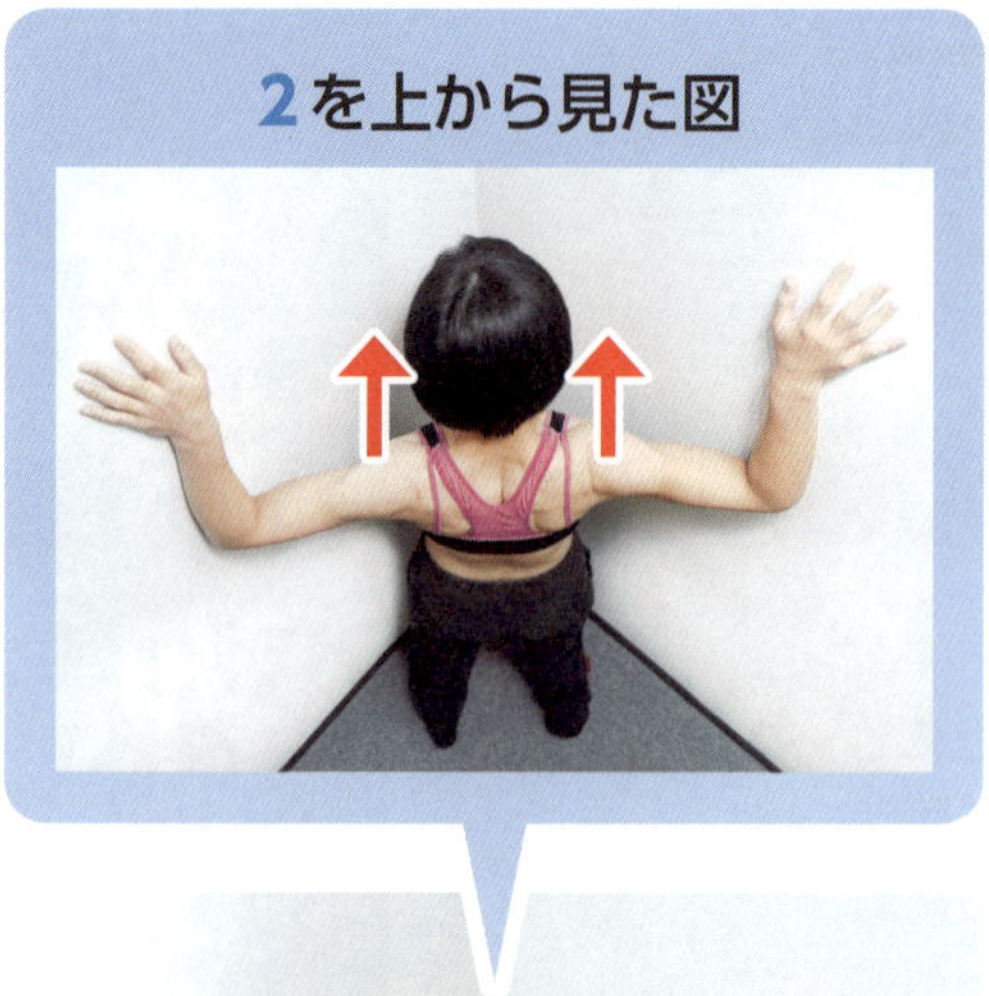

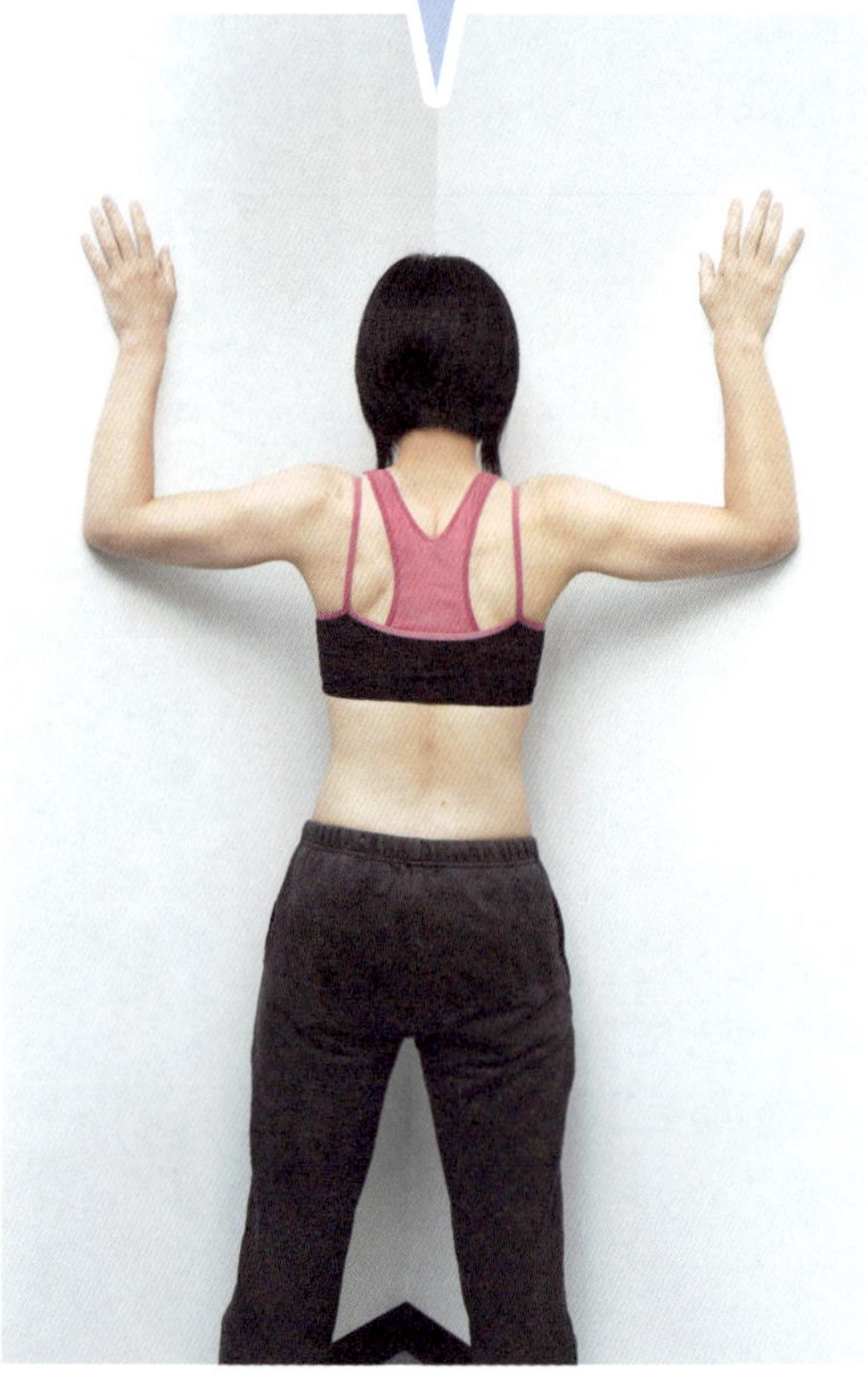

2

からだを前に倒して胸を突き出すようにして大胸筋をストレッチします。30秒間のストレッチングを、休みをはさみながら、3回行いましょう。
慣れるに従い、時間も60秒まで延ばしてください。

POINT
腕の押し・引き・回しストレッチングで、
「胸を張り出すのがなかなか難しいな」、という方は、
事前にこのストレッチをやっておくといいですよ。

ねこ背改善

小胸筋ストレッチング

60秒×3回ずつ

1

あお向けに寝て、両膝を曲げて膝を立てます。片手で、反対側の肩を床につけるように押して30秒間ストレッチします。

POINT
腕の押し・引き・回しストレッチングで、「肩甲骨を引き起こすのがなかなか難しいな」、という方は、事前に小胸筋のストレッチをやっておくと効果的です。

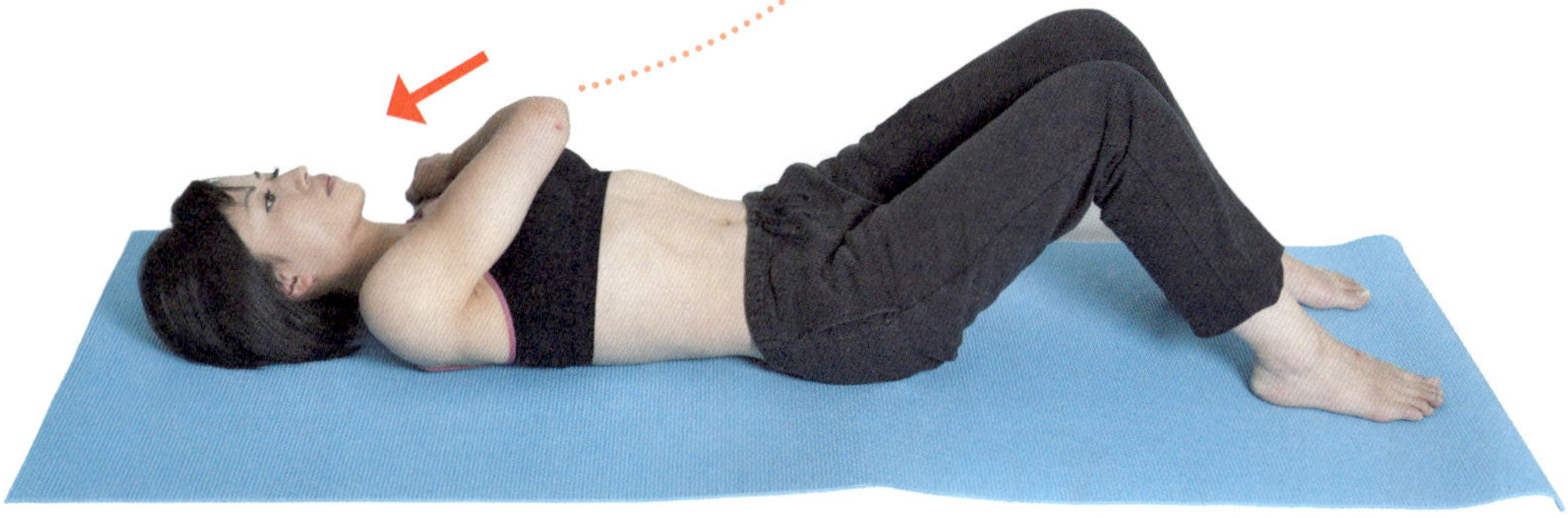

2

両膝と骨盤を、押さえた肩と反対側に回して、押さえていた肩が浮き始めたらそこで止めて30秒間ストレッチします。左右をそれぞれ3回繰り返してください。左右で行きにくい方向を、特に時間をかけて行ってください。
慣れるに従い、時間も60秒まで延ばしてください。

POINT
両膝と骨盤を倒すときに肩が浮いてしまう、腰を大きくひねってしまうというのはNGです。
また、あごが上がってしまう方は、頭の下に枕を敷いてから行ってください。

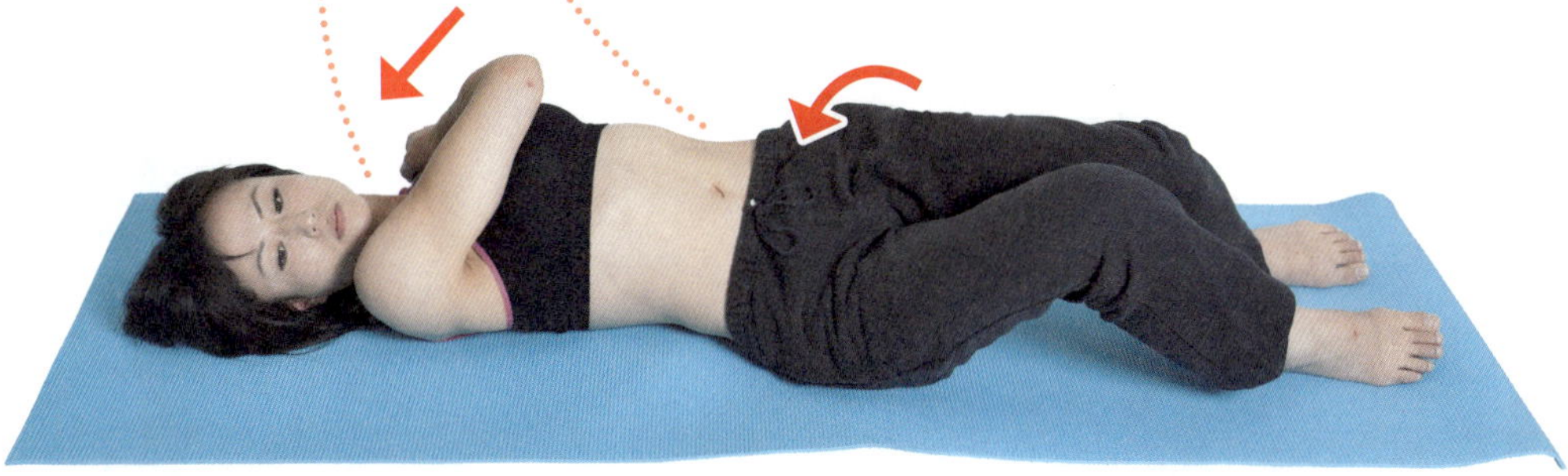

ねこ背改善

マトリックス体操

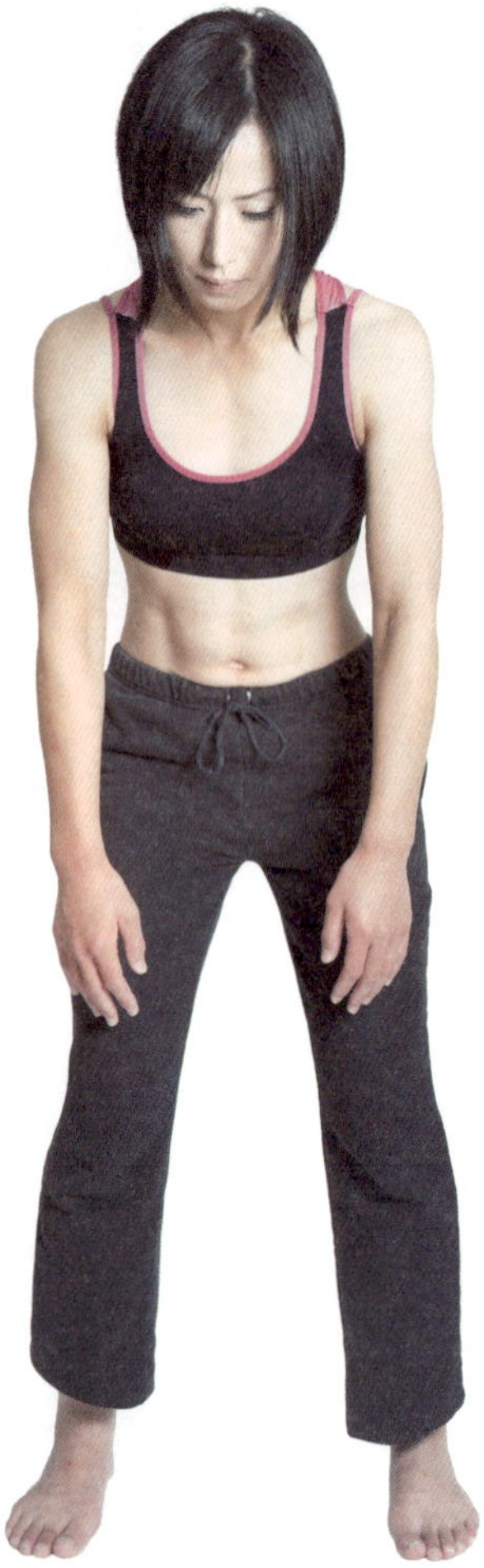

1

前かがみの姿勢で立ち、膝を軽く曲げ、あごは少し前に出します。

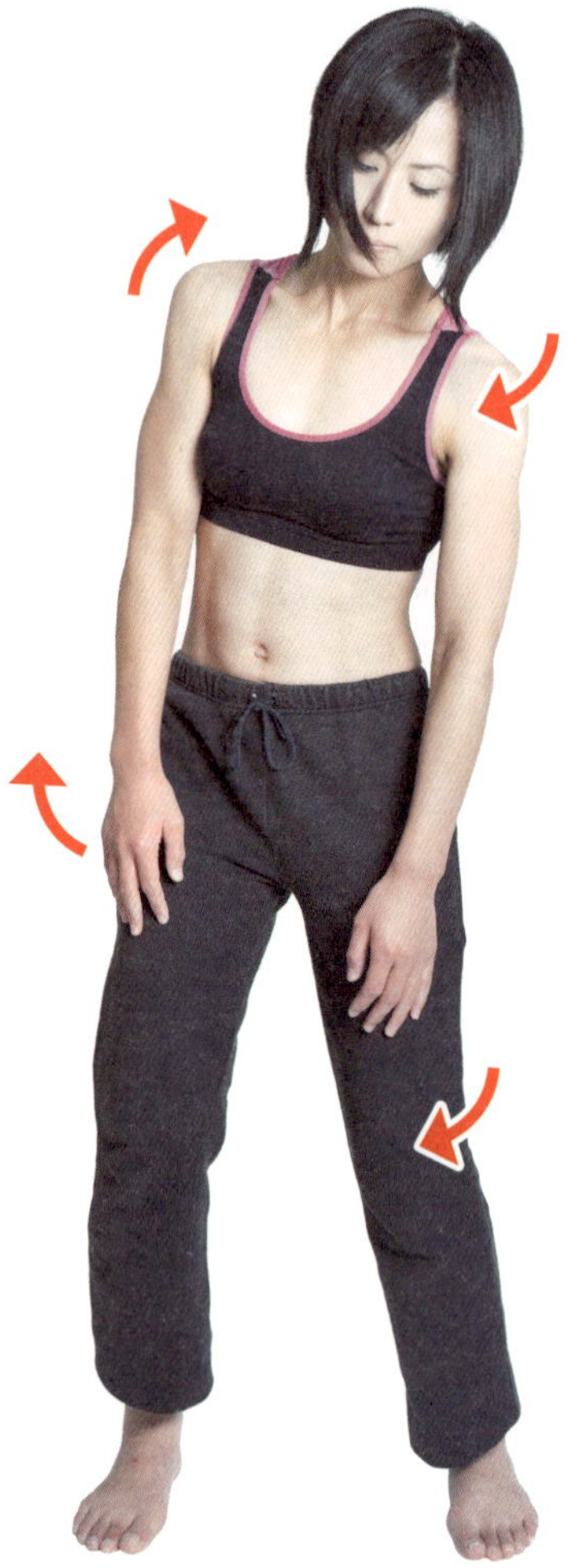

2

肩を交互にゆっくり後ろに回しながら上体を起こしていきます。腰は反対側にひねるようにゆっくり回します。お腹には軽く力を入れておくのがコツです。

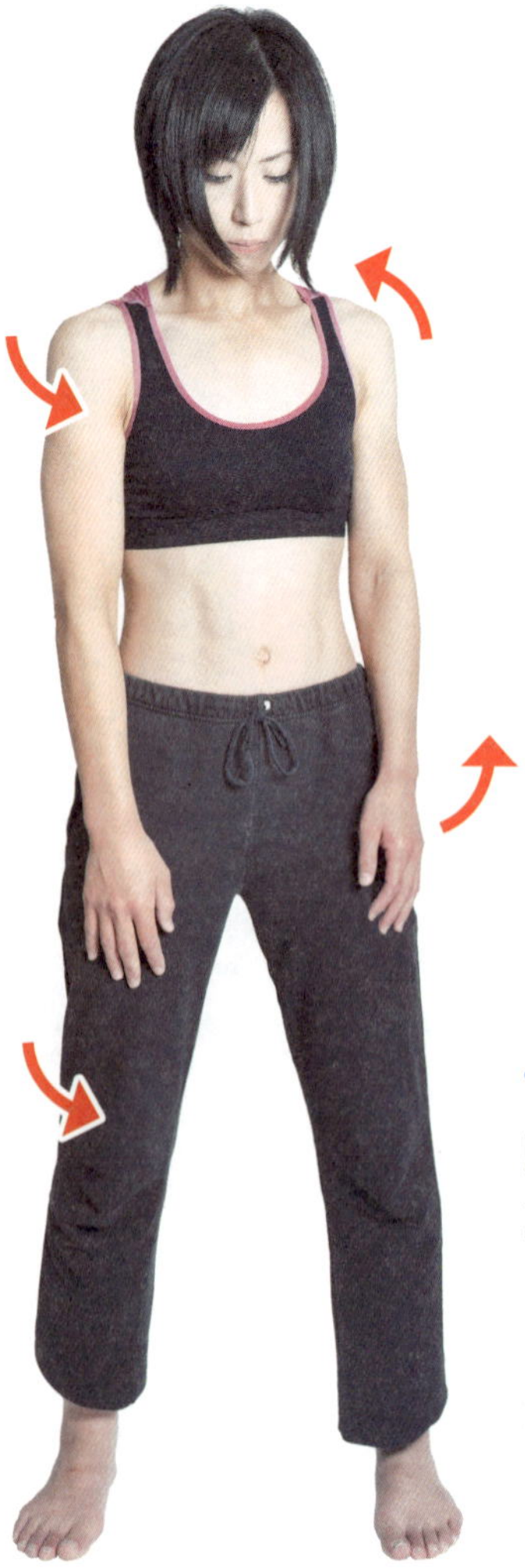

3

腰を反らしすぎないように注意しながら、さらに腰と腰を回しながら身体を真っ直ぐに起こしていきます。あごも引きながら身体を起こしていきます。
4と**5**も同様です。

30秒×3回

4

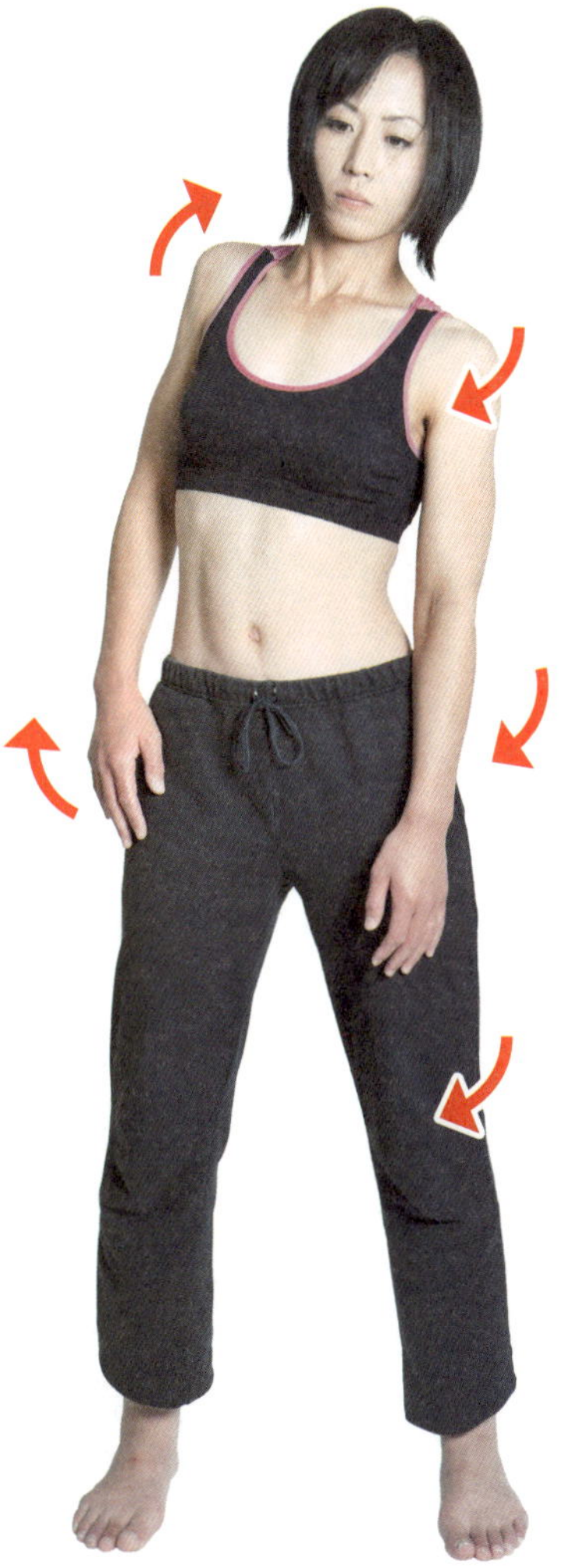

5

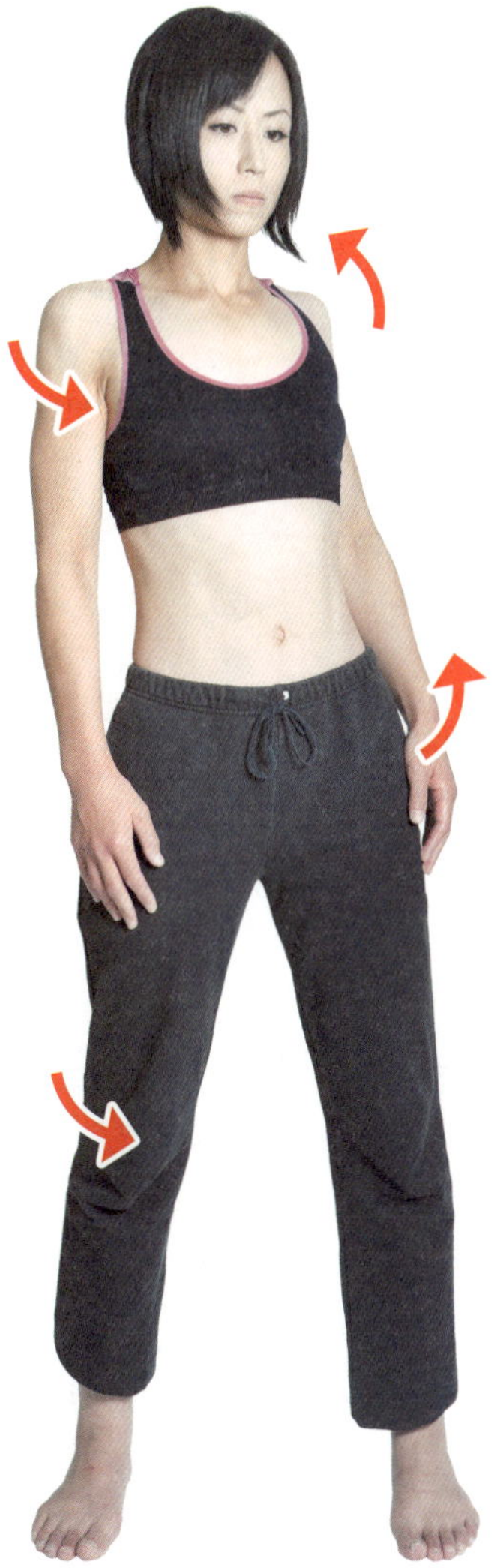

6

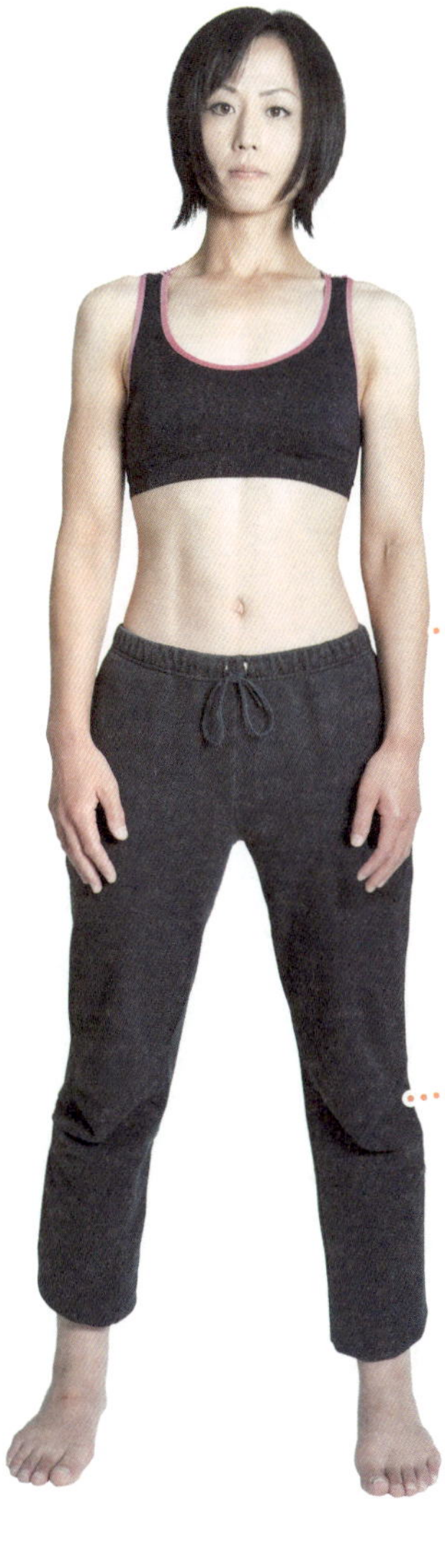

頭がからだの真上に乗るようにして最後に良い姿勢になって前を見ます。この過程を30秒以上かけてゆっくり行います。これを3回繰り返してください。

POINT

最初から
膝が伸びている、
腰を反らしすぎると
いうのはNGです。

姿勢にあわせてケアしないと悪化する!?

いかり肩・なで肩をタイプ別に直す!

姿勢のタイプ別に肩こりをケアしましょう。筋の長さが短く硬くなっている筋肉は筋膜リリースやストレッチング、延びて筋力が弱化している筋肉はエクササイズが必要です。

いかり肩となで肩

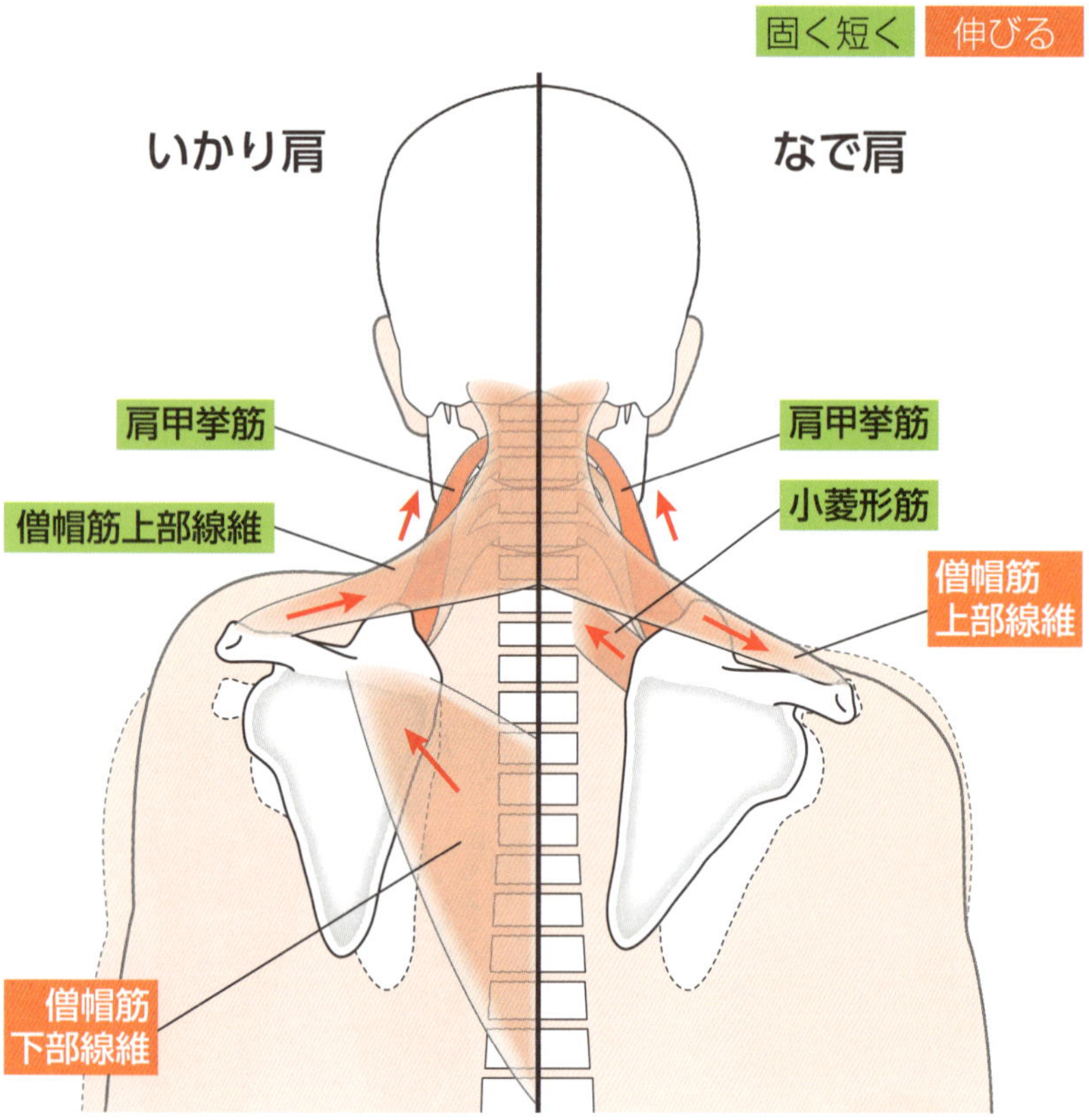

こりは、いかり肩となで肩で症状も異なります

肩こりには、筋のインバランスを考慮し、短くなって硬くなっている筋肉の筋膜リリースあるいはストレッチングと、筋の長さが普通よりも延びて、弱化している筋肉に対するエクササイズの両者が必要となります。

●いかり肩タイプの肩こりは……

頭と肩全体をつなぐ筋肉の、浅い筋肉から深い筋肉までが常にこっています。僧帽筋上部線維《そうぼうきんじょうぶせんい》と肩甲挙筋《けんこうきょきん》は硬く短くなり、僧帽《そうぼう》筋下部線維《きんかぶせんい》は伸ばされて筋力が低下します。

●なで肩タイプの肩こりは……

なで肩の人は、首と肩甲骨をつなぐ深い所の筋肉が特にこっています。肩甲挙筋と小菱形筋《しょうりょうけいきん》は硬く短くなり、僧帽筋上部線維は伸ばされて筋力が低下します。

●どちらでもない人は……

また、どちらの形でもないけどこる人も多くいます。書きもの、編みもの、パソコンや携帯など長時間集中して肩まわりの筋肉を酷使することで肩こりや首こりが起きてきます。

どのタイプの人も、肩こりや首こりがひどくなると、偏頭痛やめまい、耳鳴りまで起きてきて、ひどくなると自律神経失調症も加わり、普通に生活するのさえ辛くなってしまいます。

自分の肩こりの原因を知ろう

肩こりや首こりが生じるのは、過用（特定の筋の使いすぎ）、不良姿勢、寒冷、精神的緊張などによって筋が短縮位（肩をすくめた、いかり肩の状態）で過剰に収縮している場合や、筋が伸びた状態（なで肩の状態）で筋力が低下しているのに腕の重さに負けないように負荷を強いられている場合があります。

下のセルフチェックで自分の肩こりの原因を確認しましょう。

いかり肩（すくめ肩）

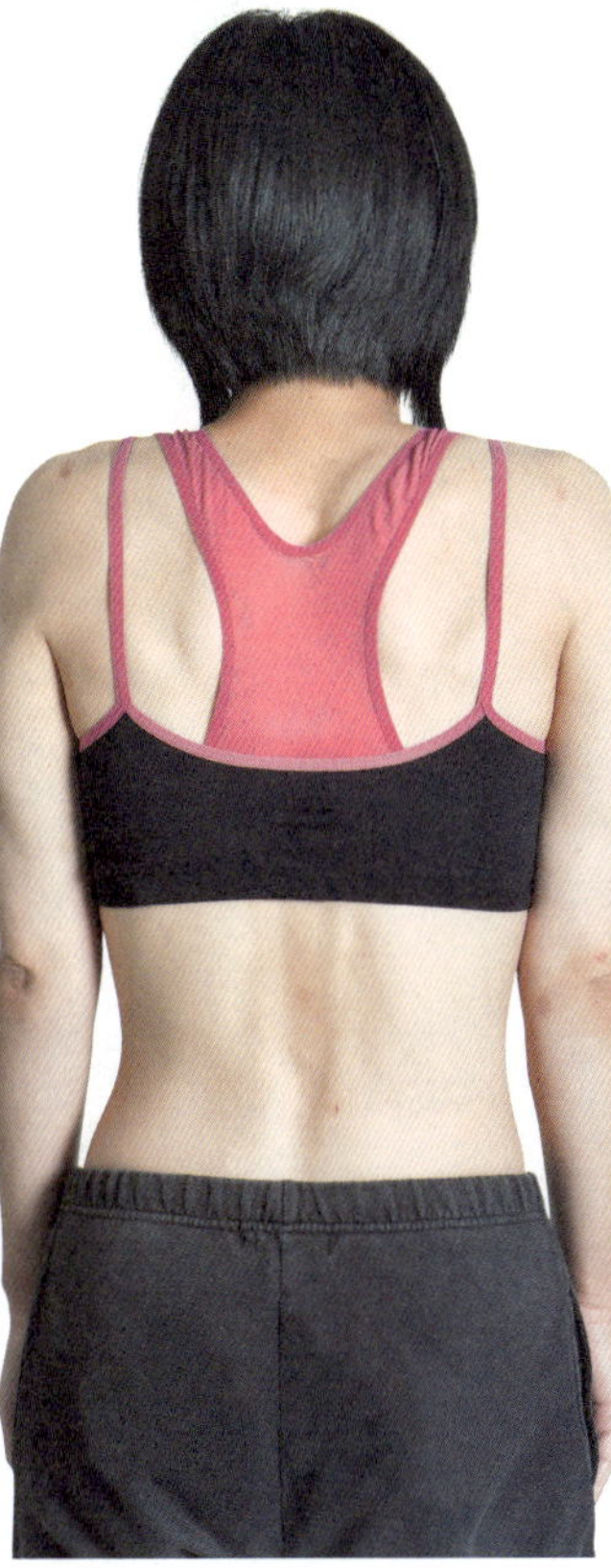

なで肩

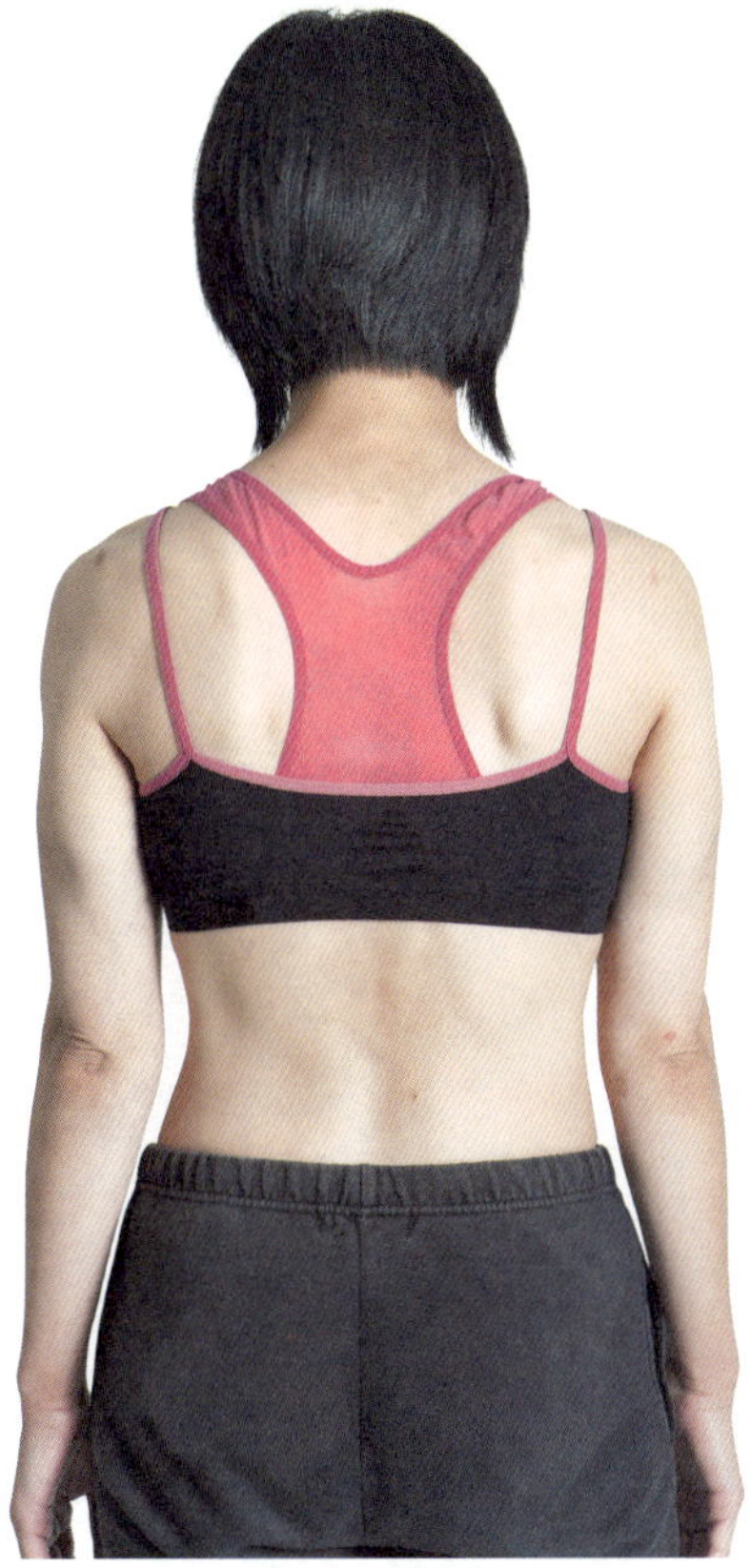

Check!

あなたはどちらのタイプ!?

いかり肩・なで肩セルフチェック

鏡の前に立ち、鎖骨の傾きを観察します。左図の時計盤と照らし合わせ、鎖骨の角度がどの数字に当たるかをチェックしましょう。人によっては、非対称に、どちらか一方だけがいかり肩やなで肩になっている人もいます。誤って自分のタイプとは異なるストレッチングを行うと悪化してしまうこともあるので注意してください。

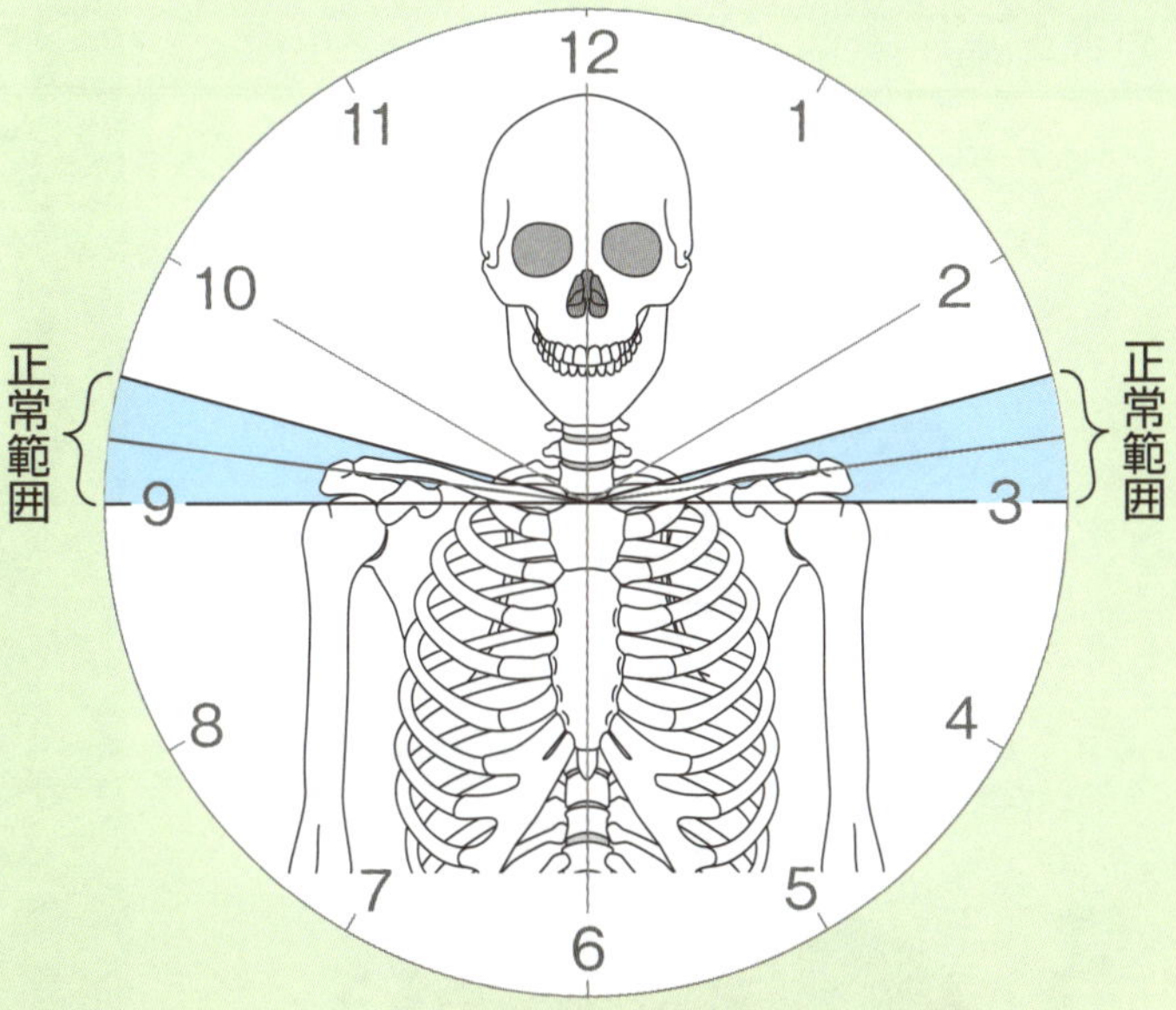

正常タイプ

時計盤に向かって、9時と10時の間の半分以下、2時と3時の間の半分以下に鎖骨があればほぼ正常です。

いかり肩タイプ

鎖骨の角度が9時半よりも10時側に傾いている。2時半よりも2時側に傾いている場合は、いかり肩です。

なで肩タイプ

鎖骨の角度が9時よりも8時側に傾いている。3時よりも4時側に傾いている場合は、なで肩です。

肩・首こり解消

肩甲骨押し引き体操

30秒×5回

1

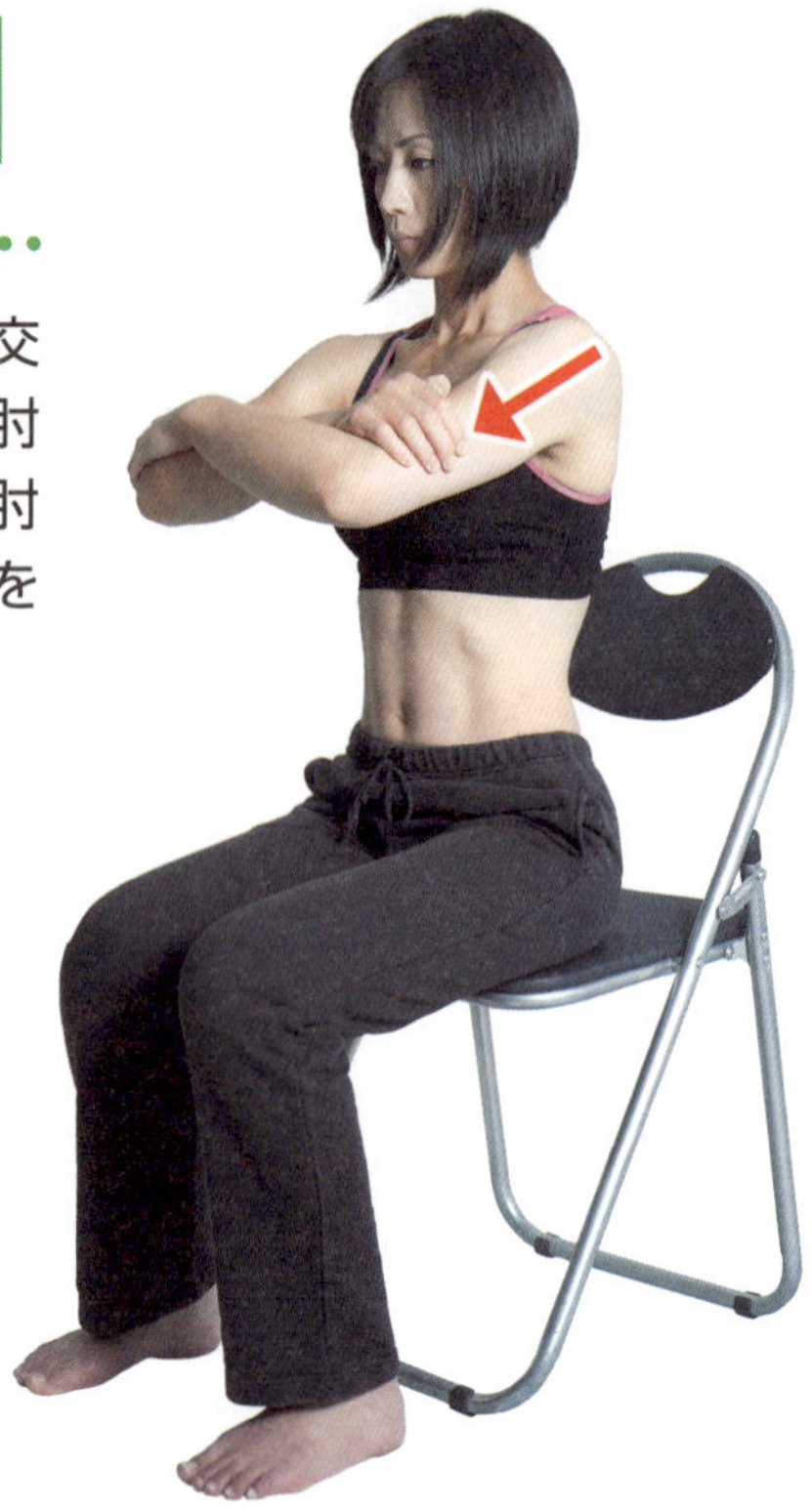

イスに座り、両手を前面で交差して、それぞれ反対側の肘をつかみます。そのまま両肘を前下方に突き出して背面を伸ばして５秒止めます。

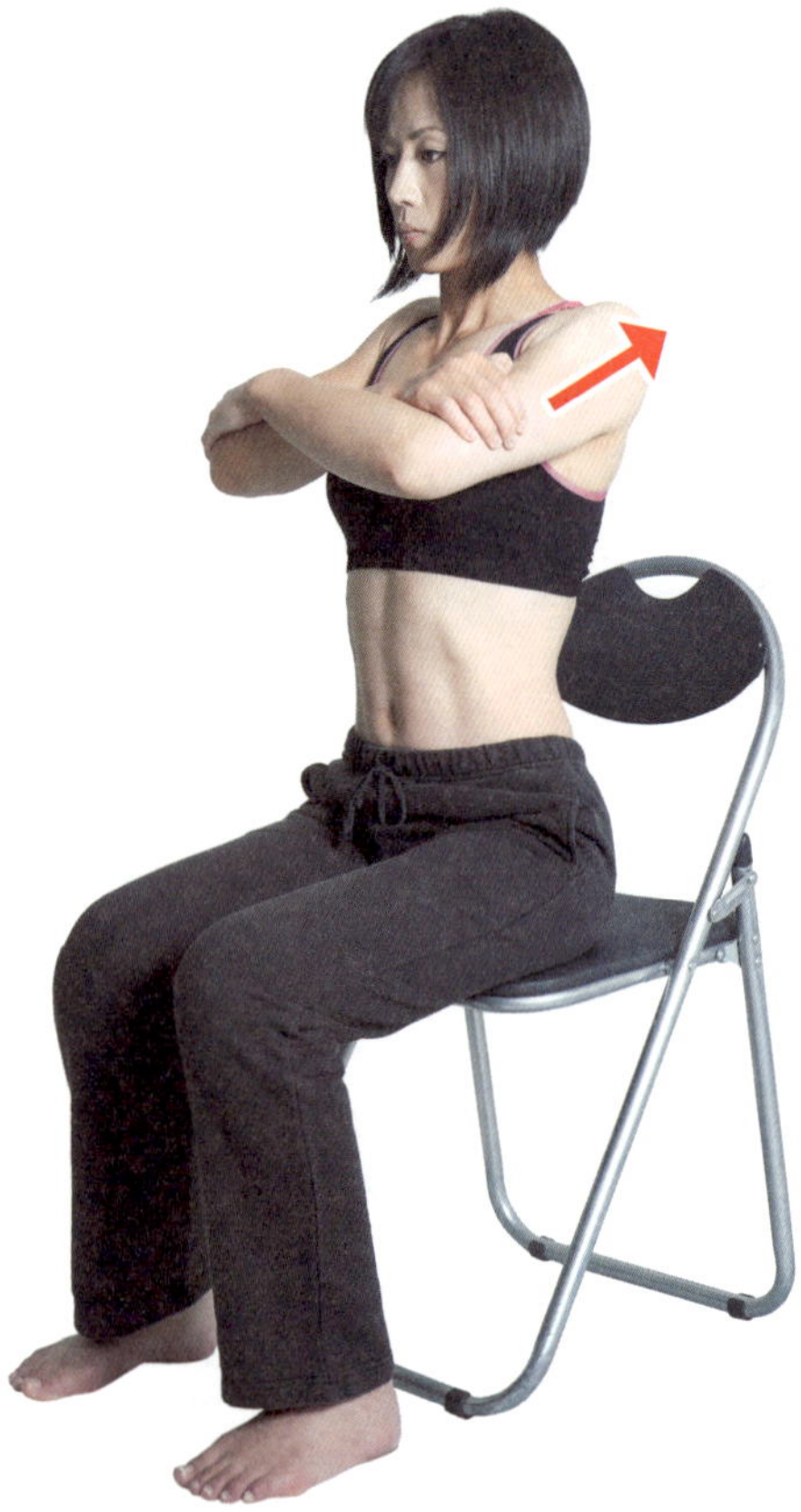

2

同じ姿勢のまま、後ろ上方に引いて前面を伸ばして５秒止めます。

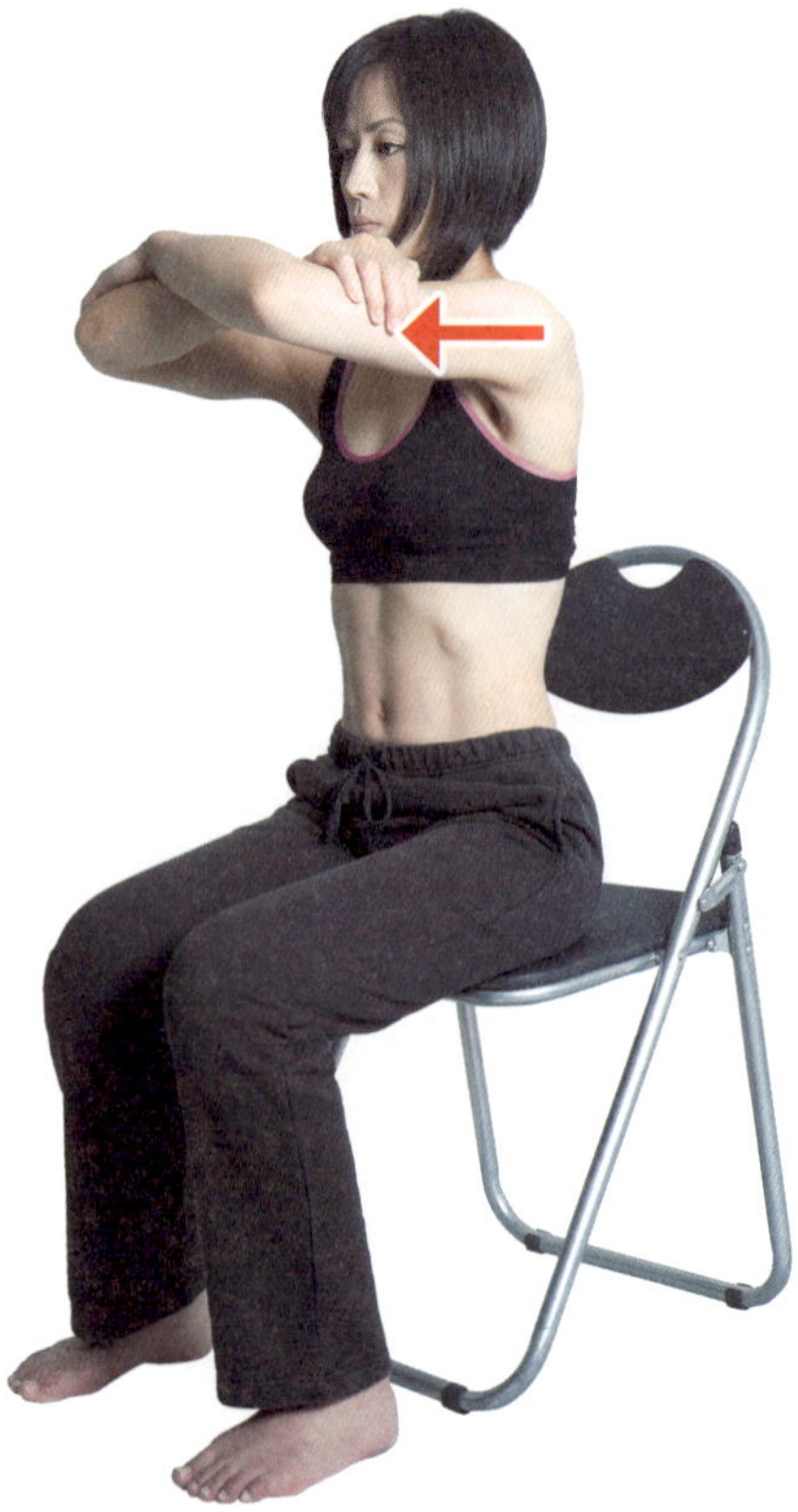

3

肘をまっすぐ前方に突き出して背面を伸ばして５秒止めます。

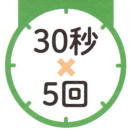

4

同じ姿勢のまま、まっすぐ後ろに引いて前面を伸ばして５秒止めます。

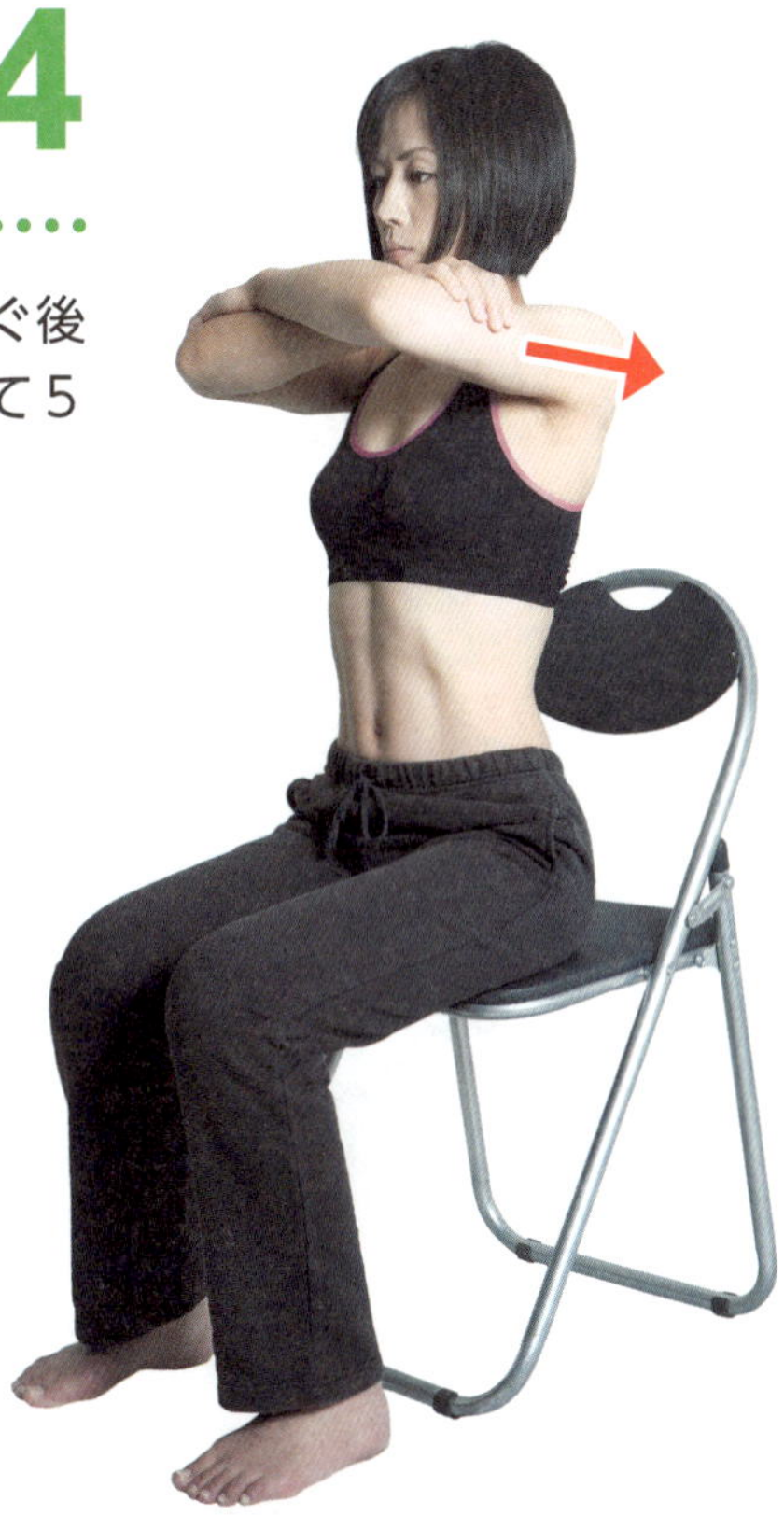

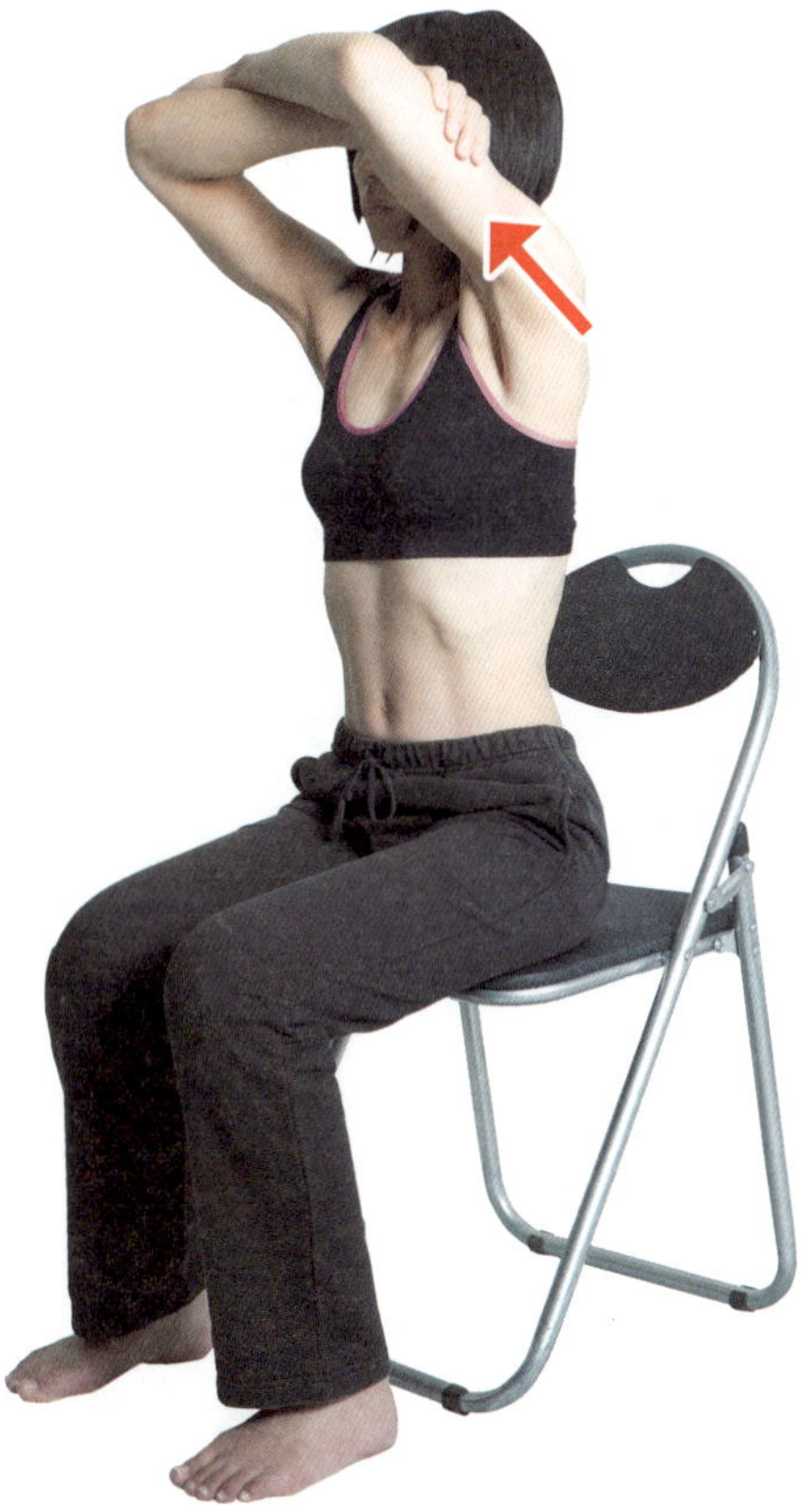

5

両肘を前上方に突き出して背面を伸ばして５秒止めます。

POINT

前に出すときに
腰が丸まりすぎる、
後ろに引くときに腰が
反りすぎるというのは
NGです。

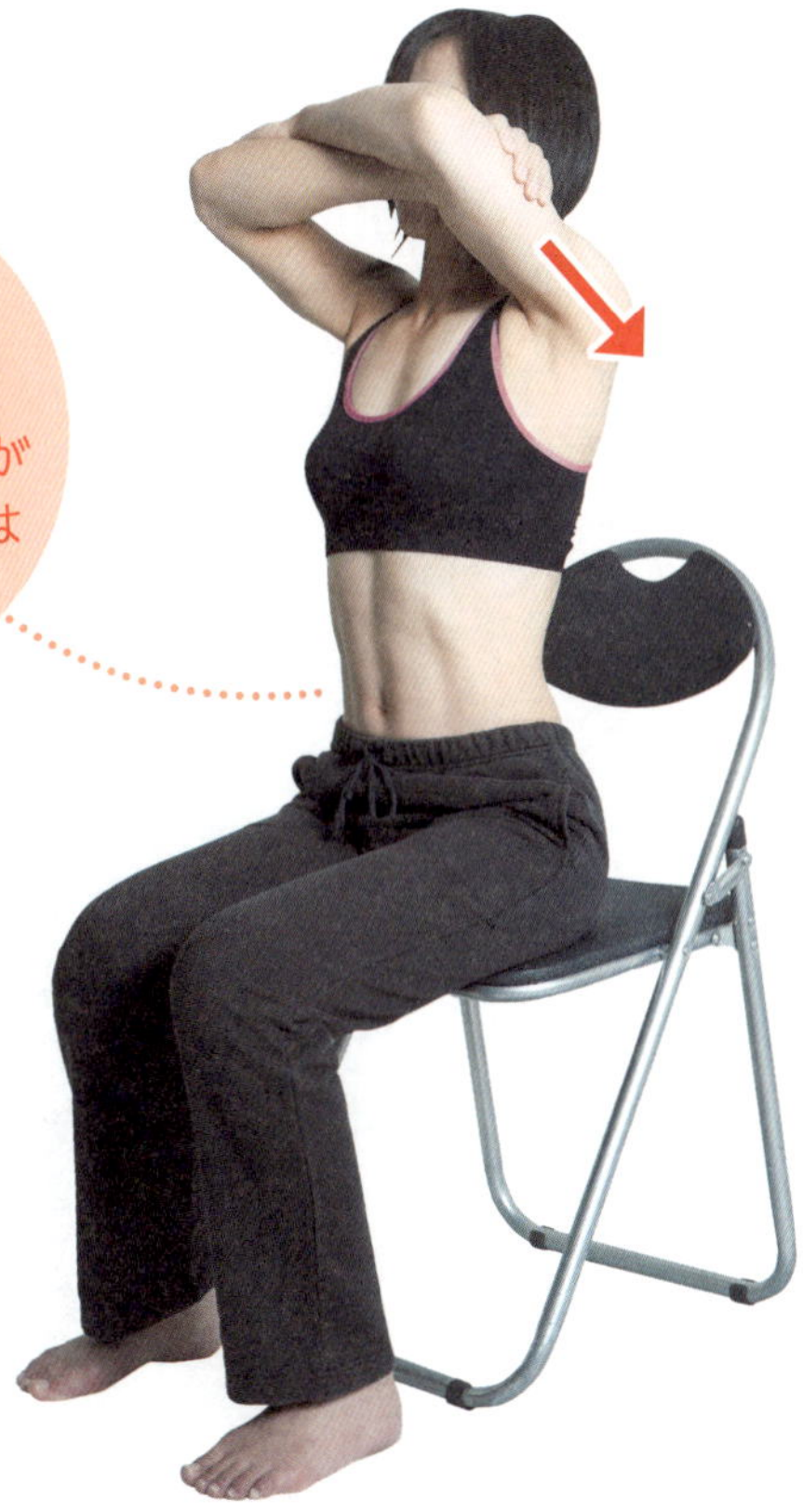

6

同じ姿勢のまま、後ろ下方に引いて前面を伸ばして５秒止めます。**1**～**6**を５回以上繰り返してください。

肩・首こり解消

タオルで頭引き伸ばしリリース

60秒×3回

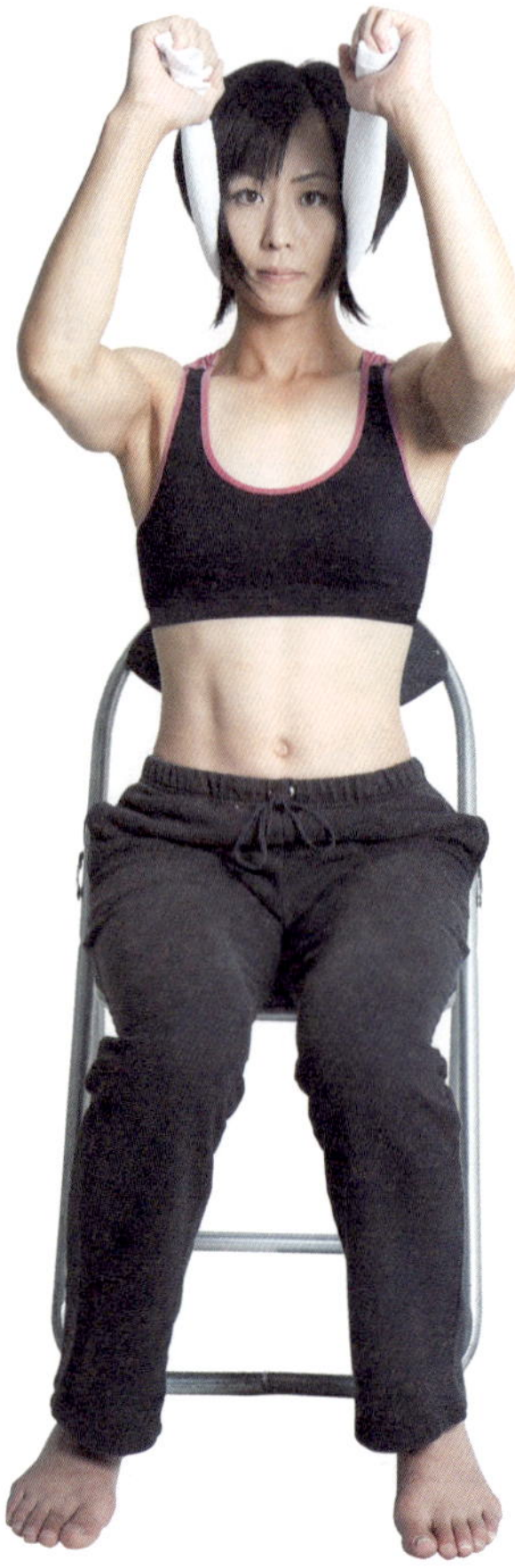

1

タオルを両手で持ち、頭と首の境のくぼみに引っかけます。

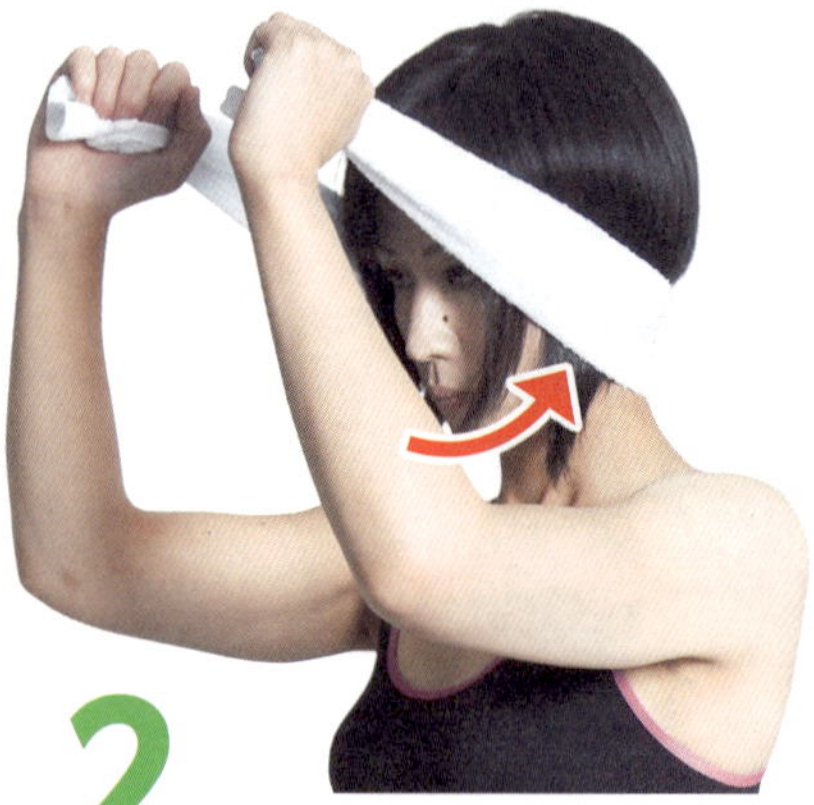

2

あごを軽く引き、30秒以上リリースします。

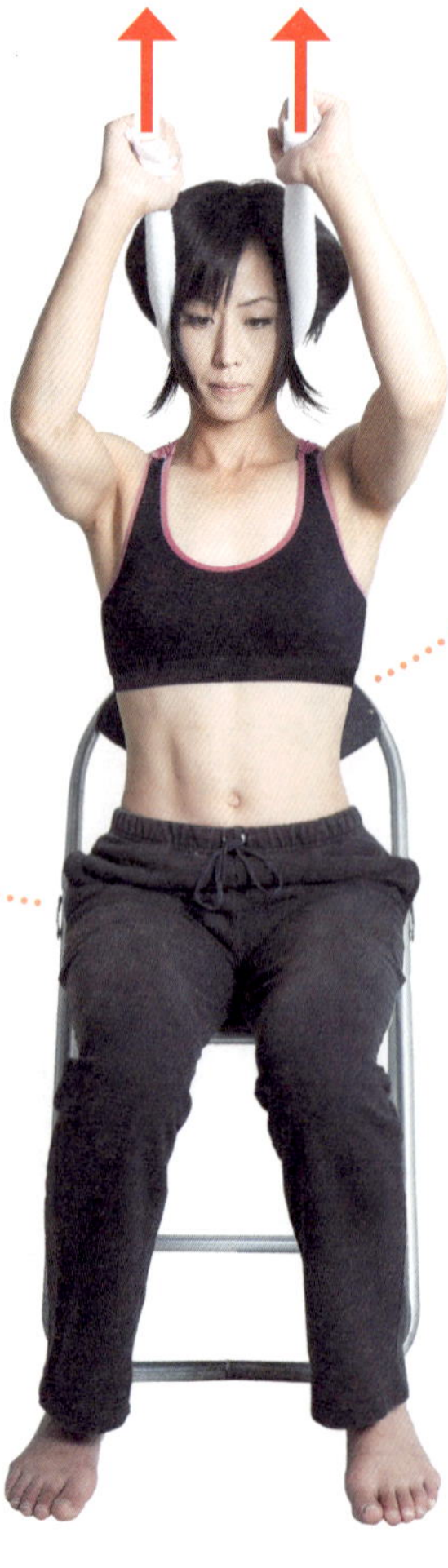

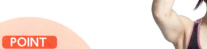

POINT
あごが引けずに上がってしまう、腰が反ってしまうというのはNGです。

POINT
首全体が筒のように伸びるのが理想です。お尻はイスから浮かないように、しっかりとつけておいてください。

3

そのまま、頭全体を斜め上に向かって引き伸ばして30秒以上リリースします。これを３回繰り返してください。

肩・首こり解消

タオルで首倒し筋膜リリース

90秒×3回ずつ

左右で行きにくい方向を、時間をかけてほぐしてください。タオルで首倒しリリースは、なで肩の人には逆効果なので、やらないようにしましょう。

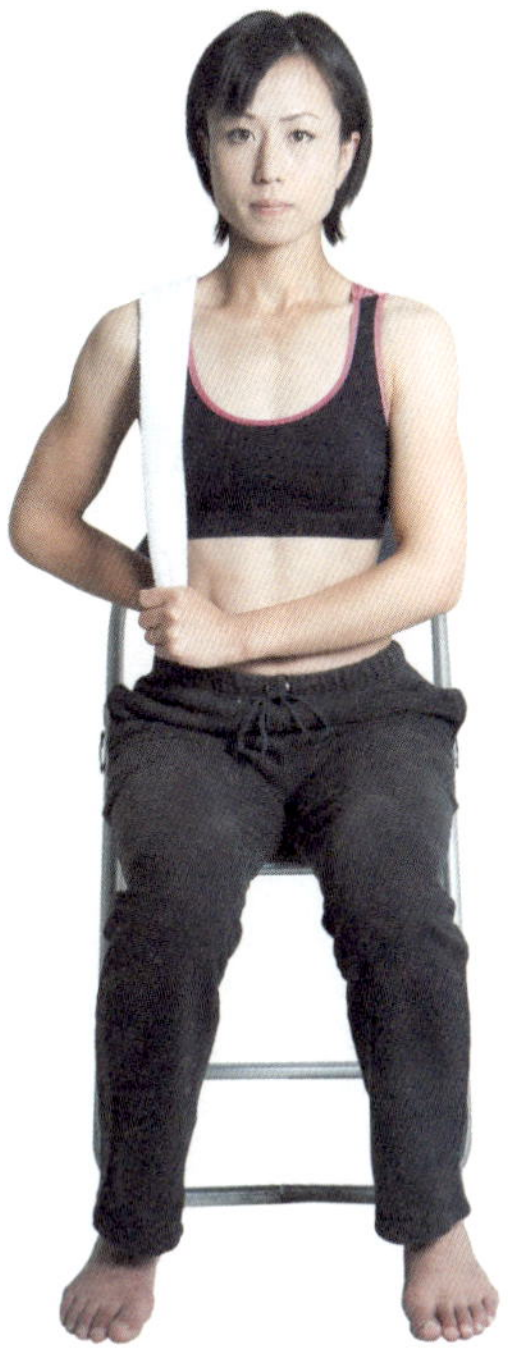

1

首を倒す側と反対の肩をタオルで押さえます。

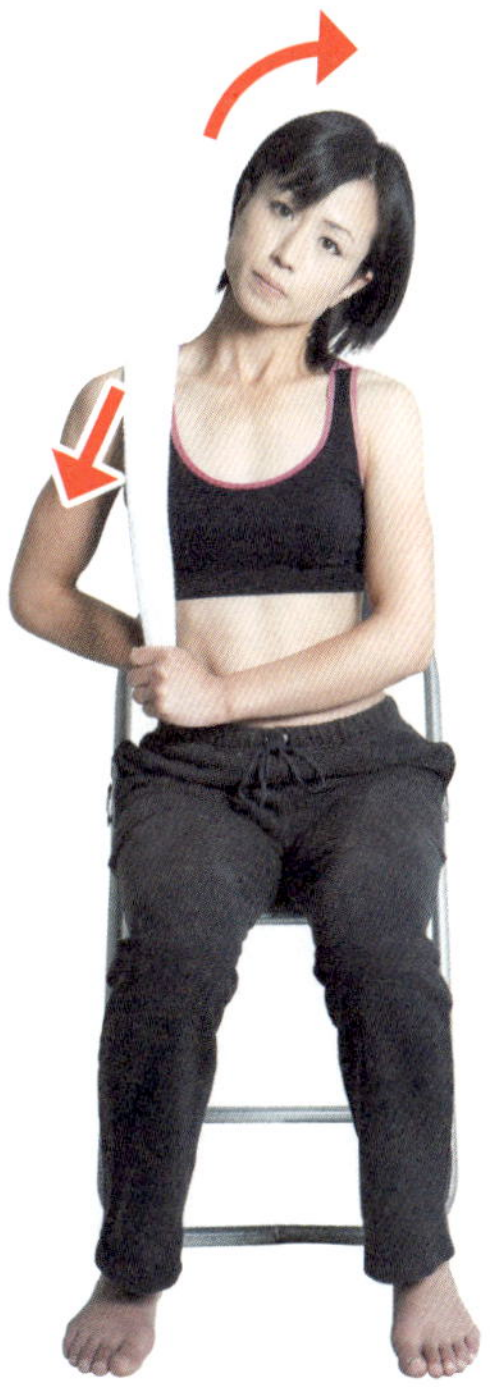

2

あごを引いたまま、首を横に倒して30秒以上リリースします。

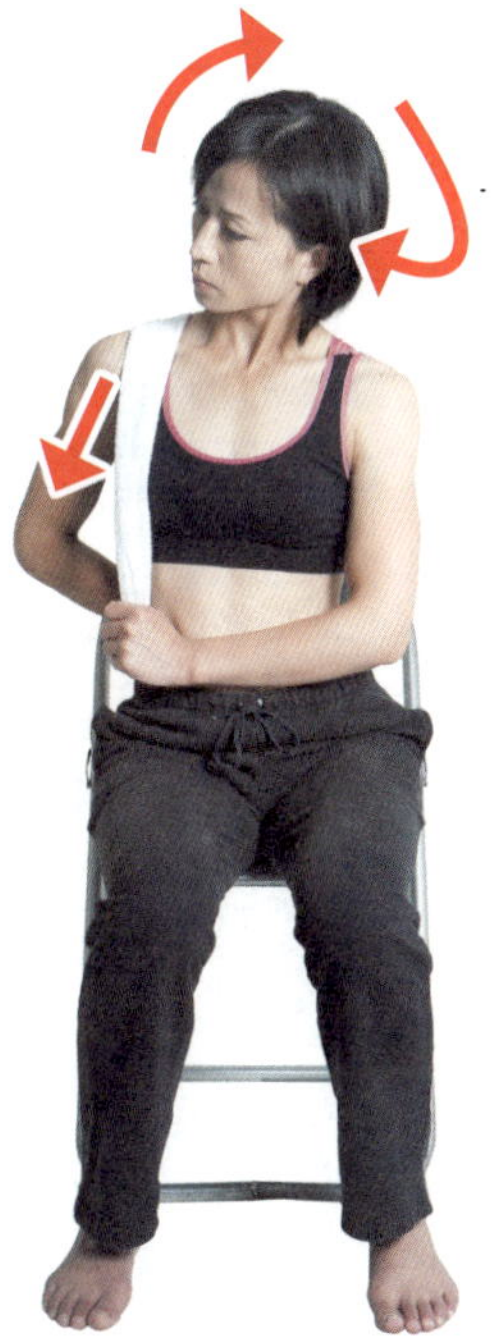

3

耳を肩よりも前に出すように頭と首を回して30秒以上リリースします。

POINT

あごがあがって頭が後ろに倒れてしまう、押さえた肩が上がってしまうというのはNGです。

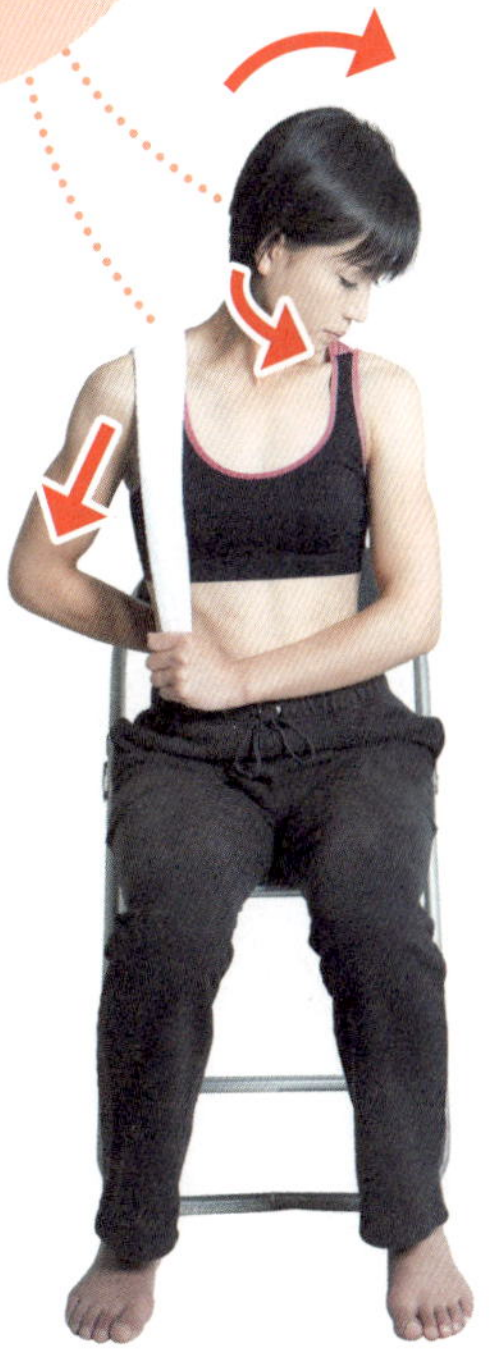

4

鼻を肩に近づけるように頭と首を回して30秒以上リリースします。左右をそれぞれ3回繰り返し、慣れてきたら時間も長くしてください。

いかり肩改善

僧帽筋上部線維のストレッチング

30秒×3回

なで肩の人は絶対やってはいけないストレッチングです。注意してください。

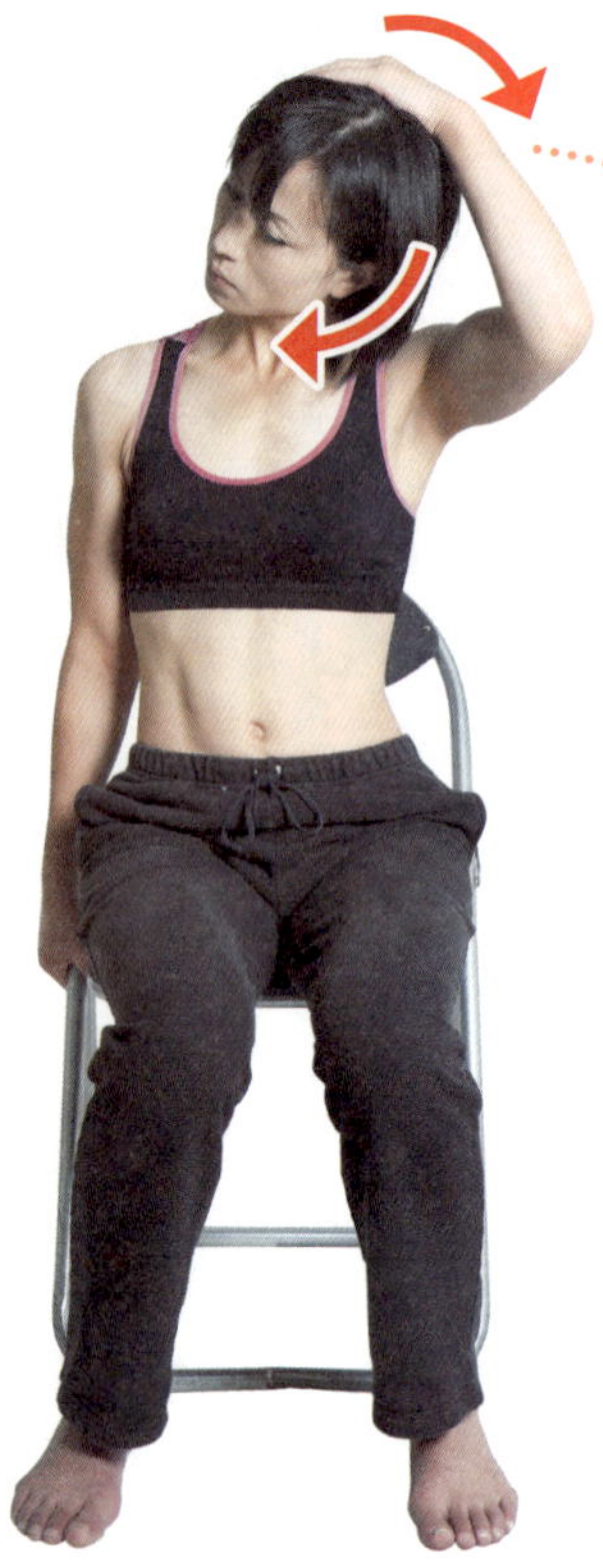

POINT
左耳が肩よりも前に出るように回しましょう。左手を頭の上に乗せることで、さらにストレッチング効果が増しますが、強く押さえてはダメです。軽く重さが加わる程度にしてください。

1

体幹が倒れないよう右手はイスのやや後方をしっかりとつかんでおきます。首を左に曲げ、右に回します。これで、右の僧帽筋上部線維をストレッチできます。30〜60秒間ストレッチを行い、15秒ほど休み、これを３回ほど繰り返します。

いかり肩改善

肩甲骨引き下げエクササイズ

5秒×10回

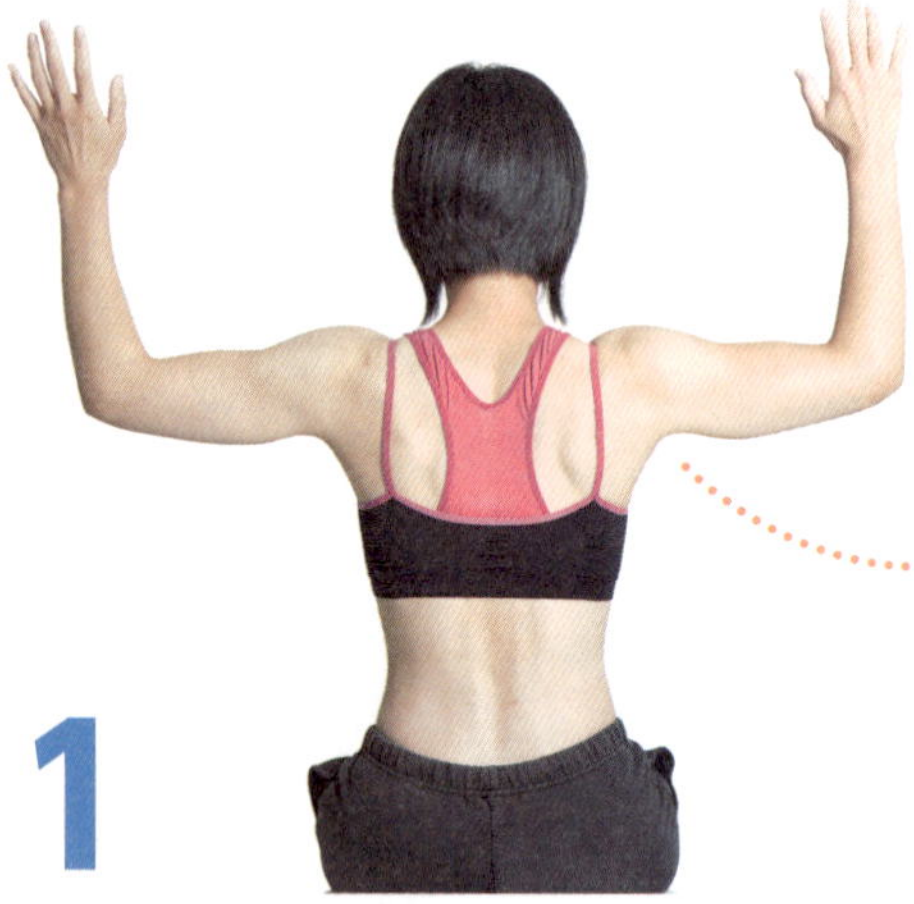

POINT
いかり肩では、僧帽筋上部線維は短くなり、僧帽筋下部線維は延ばされて筋力が低下しています。そのため、肩を引き下げるのが難しくなっています。

1

両肩甲骨の下の間を離すように、肘を肩の高さまであげておきます。

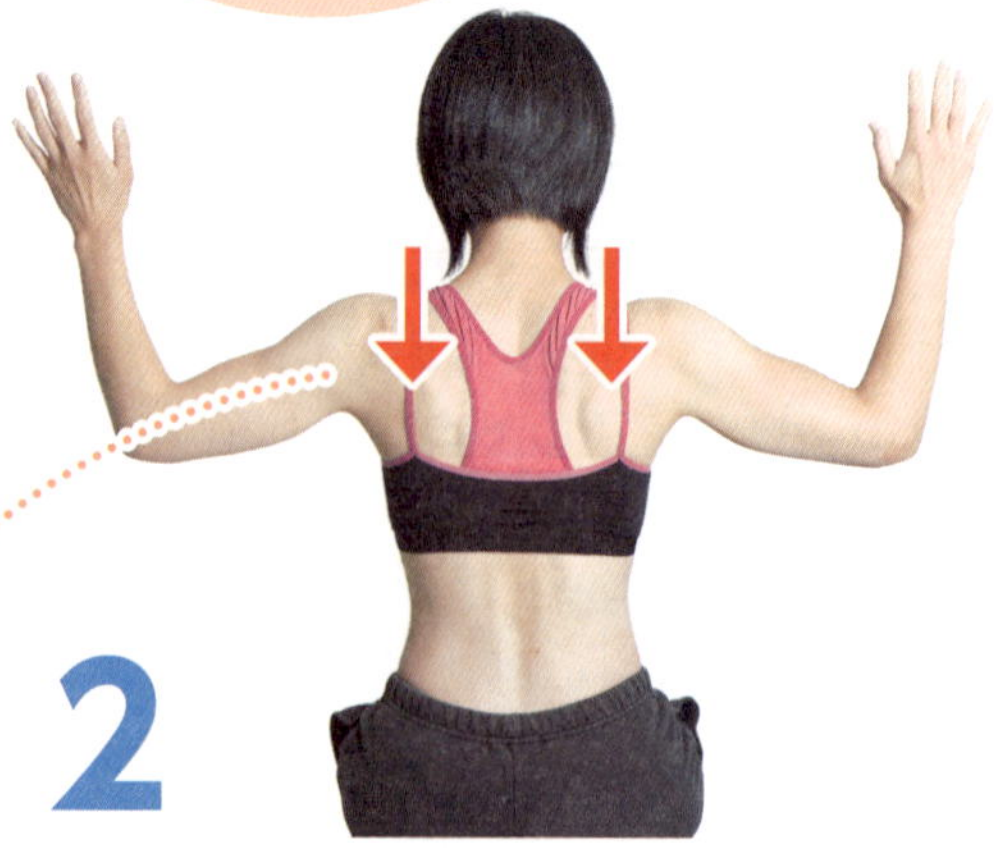

POINT
肩を引き下げることで、僧帽筋下部線維の筋肉強化エクササイズを行います。僧帽筋下部線維を使うことで、大胸筋・小胸筋・広背筋をストレッチすることも目的としています。

2

両肩甲骨を両肘と一緒に引き下げて、最低５秒間は止めてください。10回から始めて、徐々に回数を増やします。５秒間保持では、息は止めないようにします。

いかり肩・なで肩改善

肩甲挙筋のストレッチング

30秒×3回

このストレッチングは、いかり肩の人、なで肩の人、そしてどちらでもないけどこる人の３タイプの人全員共通のストレッチングです。

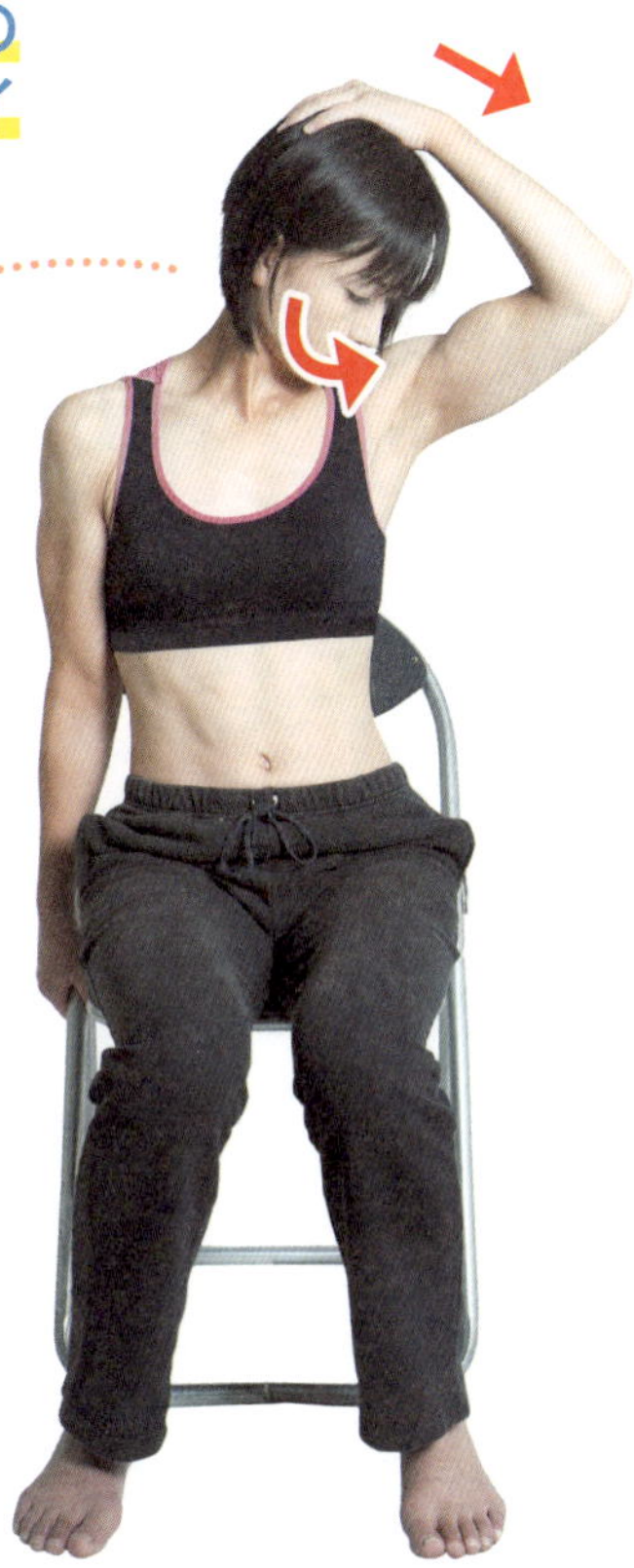

POINT
鼻を肩に近づけるように回しましょう。右手を頭の上に乗せることで、さらにストレッチング効果が増しますが、強く押さえてはダメです。軽く重さが加わる程度にしてください。

1

体幹が倒れないよう右手はイスのやや後方をしっかりとつかんでおきます。首を左に曲げて、左に回すことで右の肩甲挙筋をストレッチできます。30～60秒間ストレッチを行い、15秒ほど休み、これを３回ほど繰り返します。

なで肩改善

肩甲骨持ちあげエクササイズ

5秒×10回

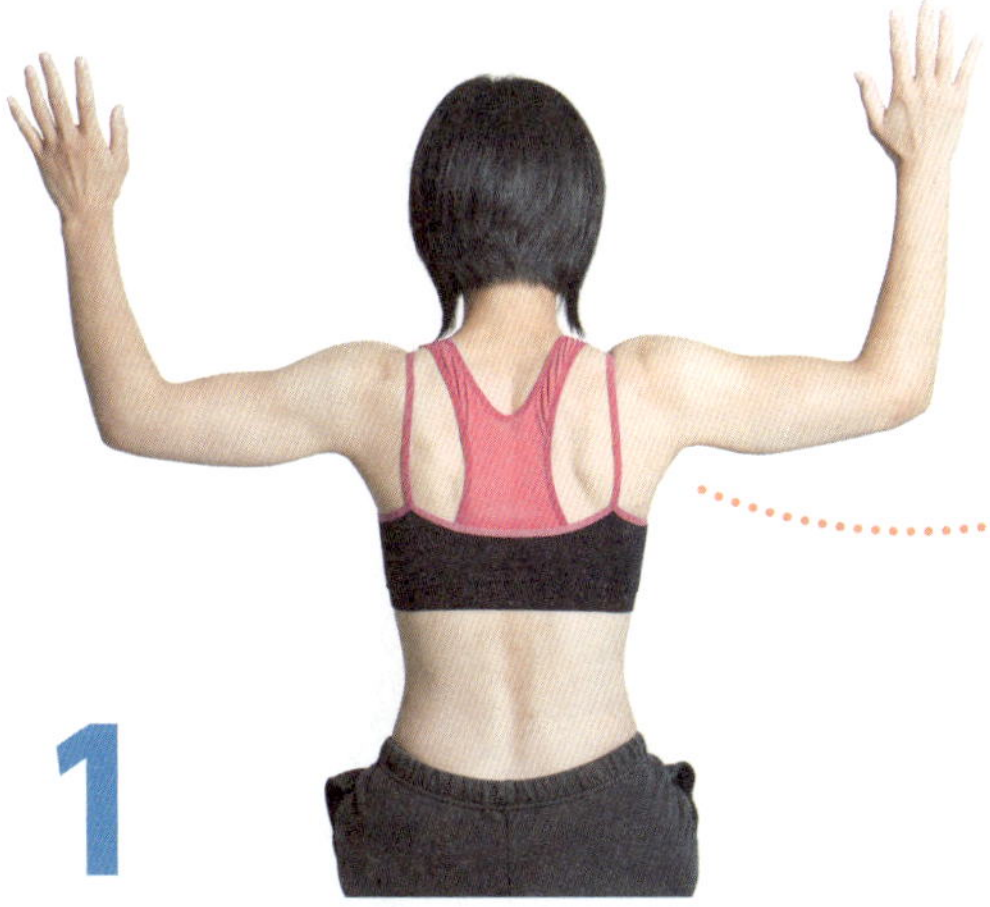

1

両肩甲骨の下の間を離すように、肘を肩の高さまで上げておきます。

POINT
なで肩では、僧帽筋上部線維は筋肉強化が必要です。肩甲挙筋が伸ばされた位置になるので、肩甲骨を持ちあげる際に働きにくくなっています。

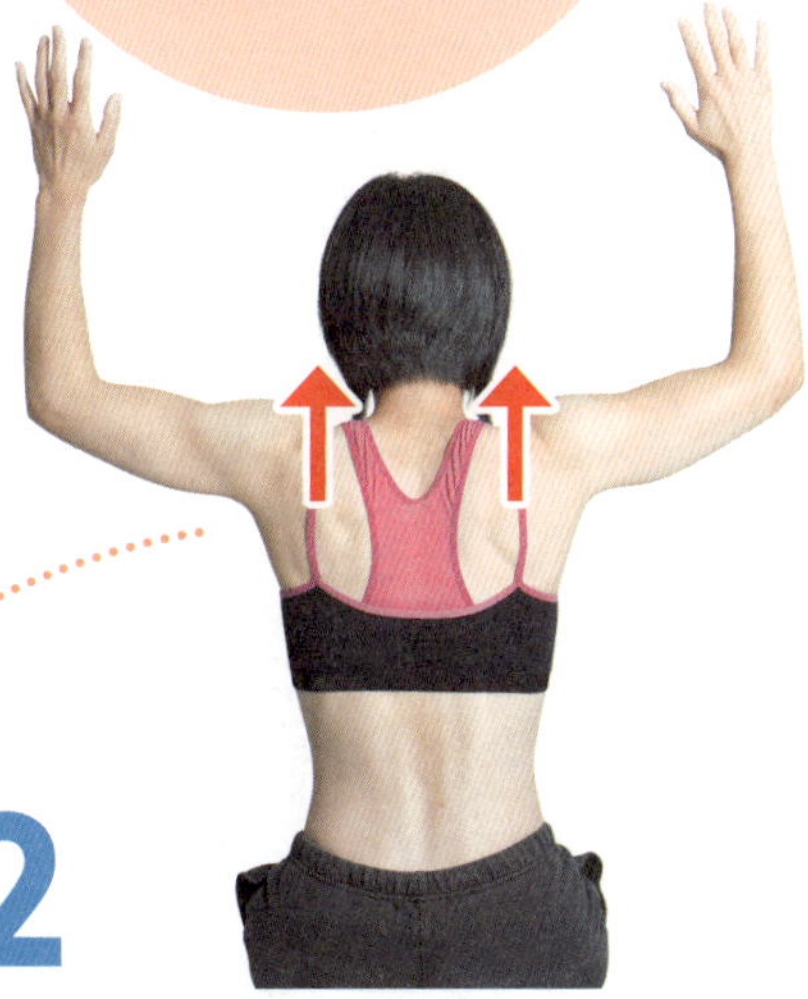

2

両肩甲骨を両肘と一緒に持ちあげて、最低５秒間は止めてください。10回から始めて、徐々に回数を増やします。５秒間保持では、息は止めないようにします。

POINT
持ちあげることで、僧帽筋上部線維の筋肉強化エクササイズを行い、肩甲挙筋はストレッチングを行います。肘だけを曲げてバンザイするような動きはNGです。

肩こり改善

肩甲骨時計回り・反時計回り体操

5秒×10回ずつ

肩甲骨を大きく動かして、首から肩のこりをほぐしていきます。この体操は、いかり肩の人、なで肩の人、そしてどちらでもないけどこる人の3タイプ全員共通の体操です。もしも、左肩がなで肩気味で、右肩がいかり肩気味の場合では、時計回りの方が難しくなります。苦手な側での時間と回数を増やすようにしてください。

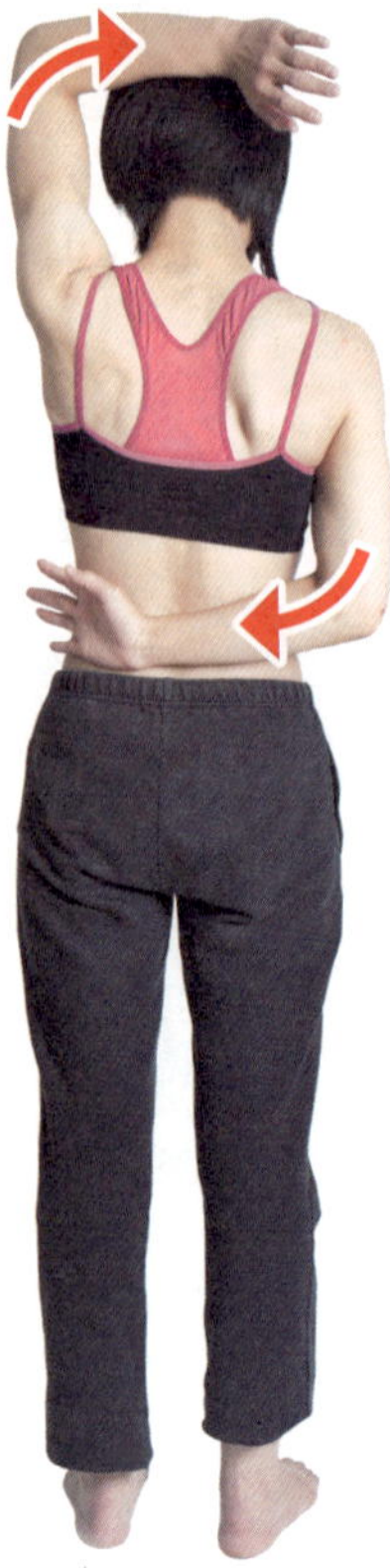

1

左腕を頭上にあげ、右腕を背中の後ろに回して、それぞれの肘を90度の直角に曲げます。

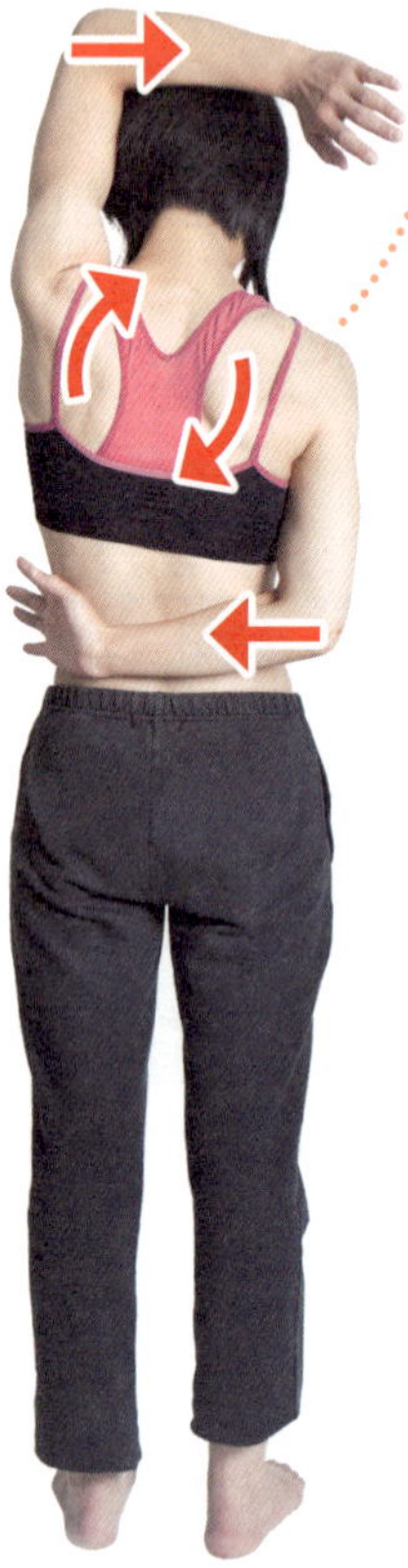

2

両方の肩甲骨を、後ろから見て時計回りに回すように腕を動かしていきます。回した位置で、５秒間は止めます。10回から始めて徐々に回数を増やします。

POINT
肘だけ曲げてしまう、肩甲骨を回そうとしているときにからだが倒れてしまうというのはNGです。

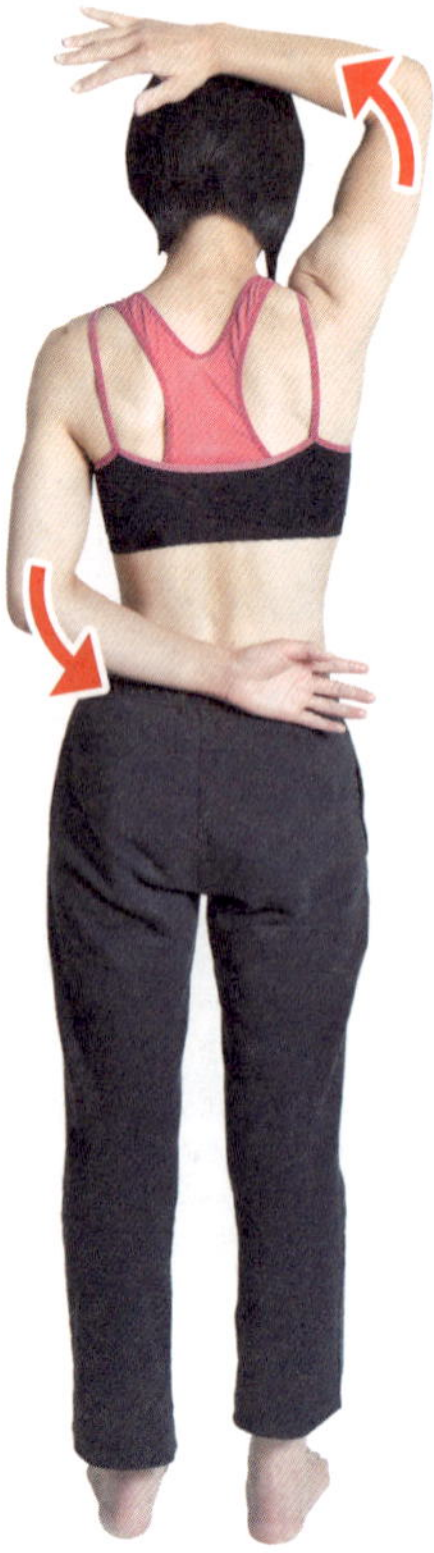

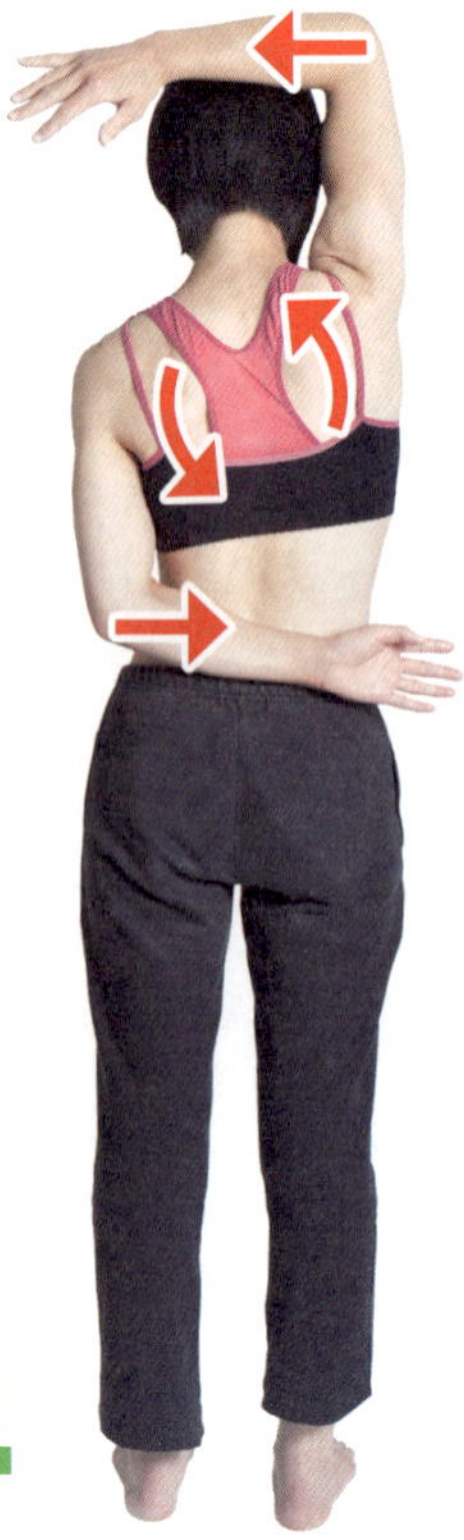

3

4

1～2を左右逆にして行います。

肩こり改善

肩甲骨回転＋シェー筋膜リリース

90秒×1回ずつ

「肩甲骨時計回り・反時計回り体操」に、「シェー筋膜リリース」を加えることで、上に挙げた腕の指先からウエストを通って足の先までの筋膜をリリースすることにつながります。からだ全体がぽかぽかしてきて、広い範囲で筋膜がリリースされます。

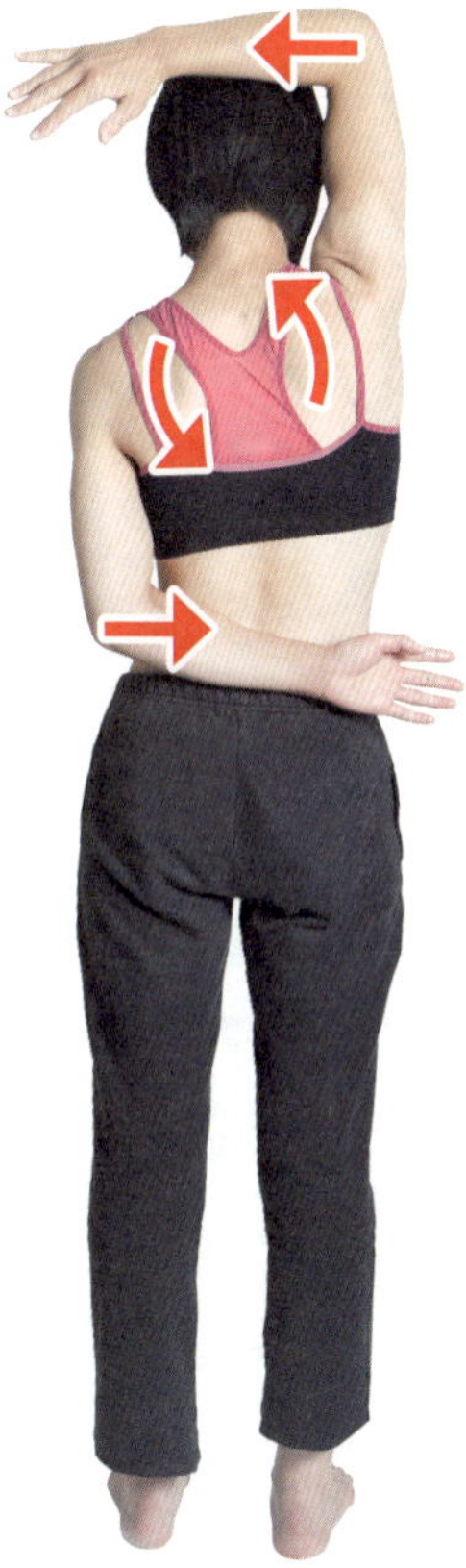

1

「肩甲骨時計回り・反時計回り体操」の**1**と同じポーズをとります。肘は曲げたまま、両方の肩甲骨を、後ろから見て反時計回りに回すように腕を動かしていきます。
ここで30秒以上リリースしましょう。

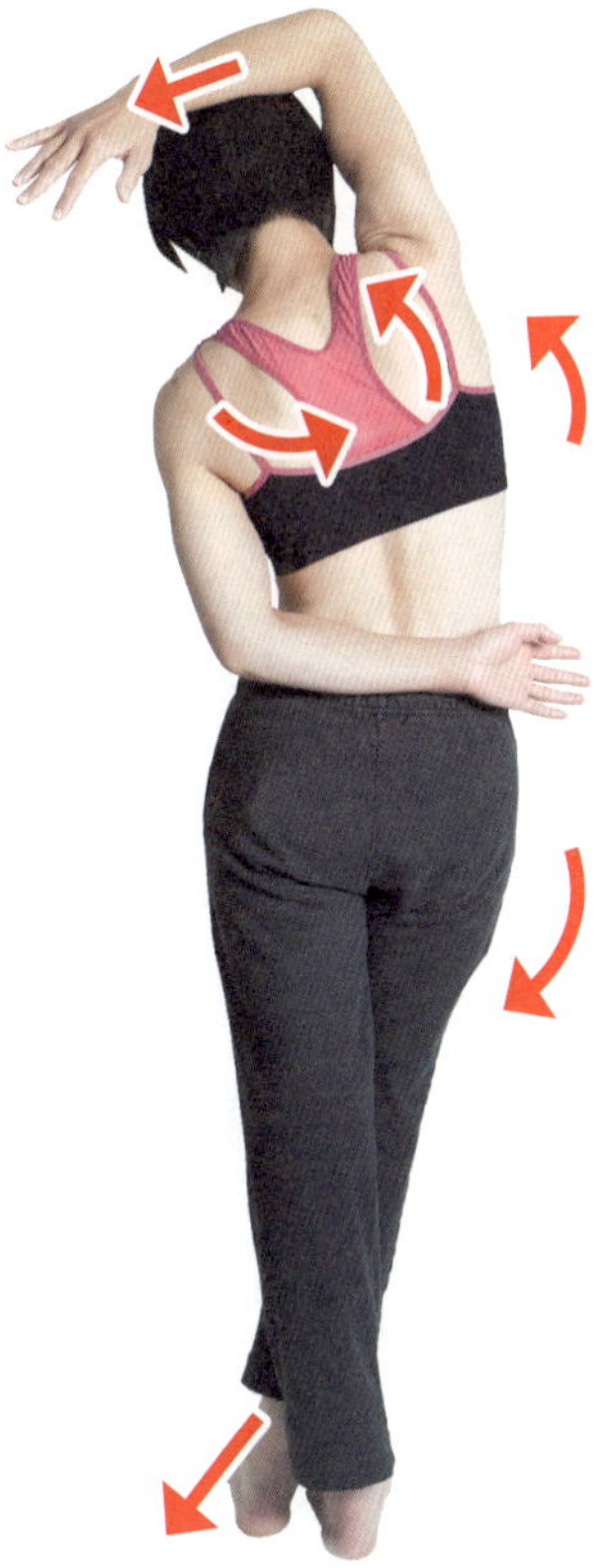

2

右足を左足の前で交差して、「シェー」のポーズをとります。ここで30秒以上リリースしましょう。

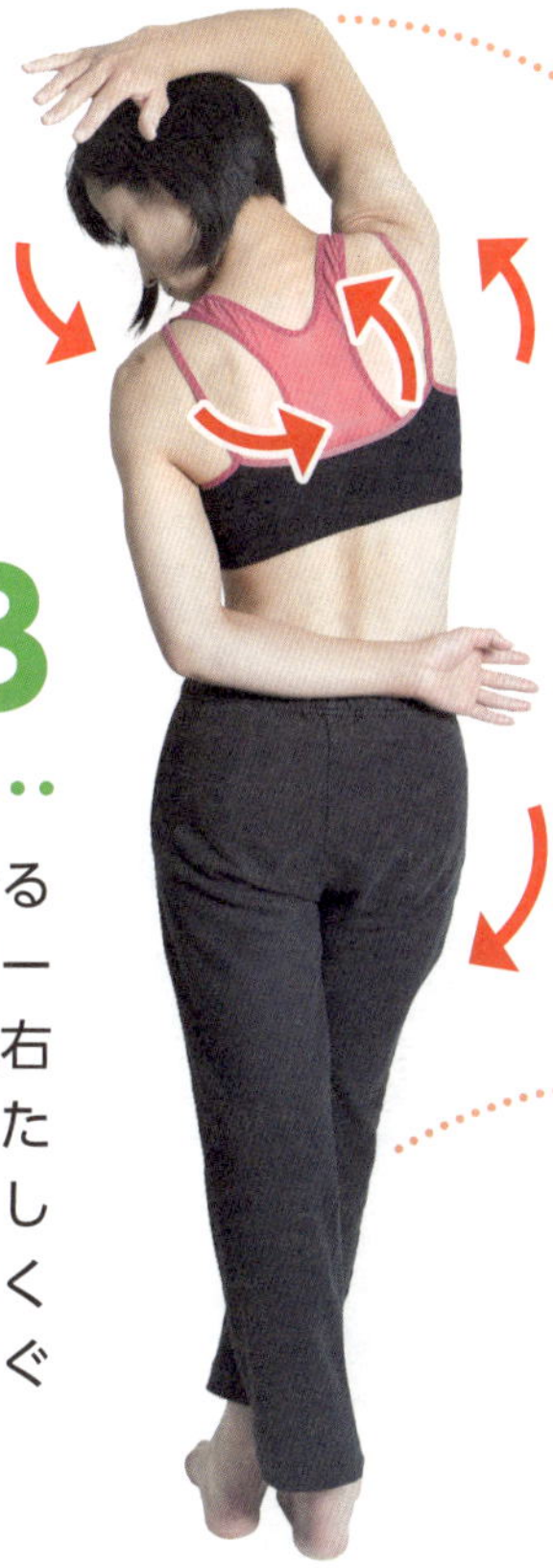

POINT
首だけを回すのが理想なので、右肘が前に引っ張られないように注意してください。

POINT
足を交差するのが難しい場合は、肩甲骨を回すまででもOKです。

3

引き続き鼻を左肩に近づけるように回して30秒以上リリースしましょう。**1**～**3**を左右逆でも行います。慣れてきたら、それぞれの時間も長くしてください。左右で行きにくい方向を、時間をかけてほぐすようにしましょう。

ストレートネック治し

ストレートネック治しエクササイズ

5秒×10回

このエクササイズは、ねこ背治しと合わせて行うと、さらに効果的です。期間はかかりますが、この体操をこまめに行うことで首のカーブが正しい位置に戻ってきます。

1

イスに座ります。両手でタオルを持って、首の後ろにあてます。

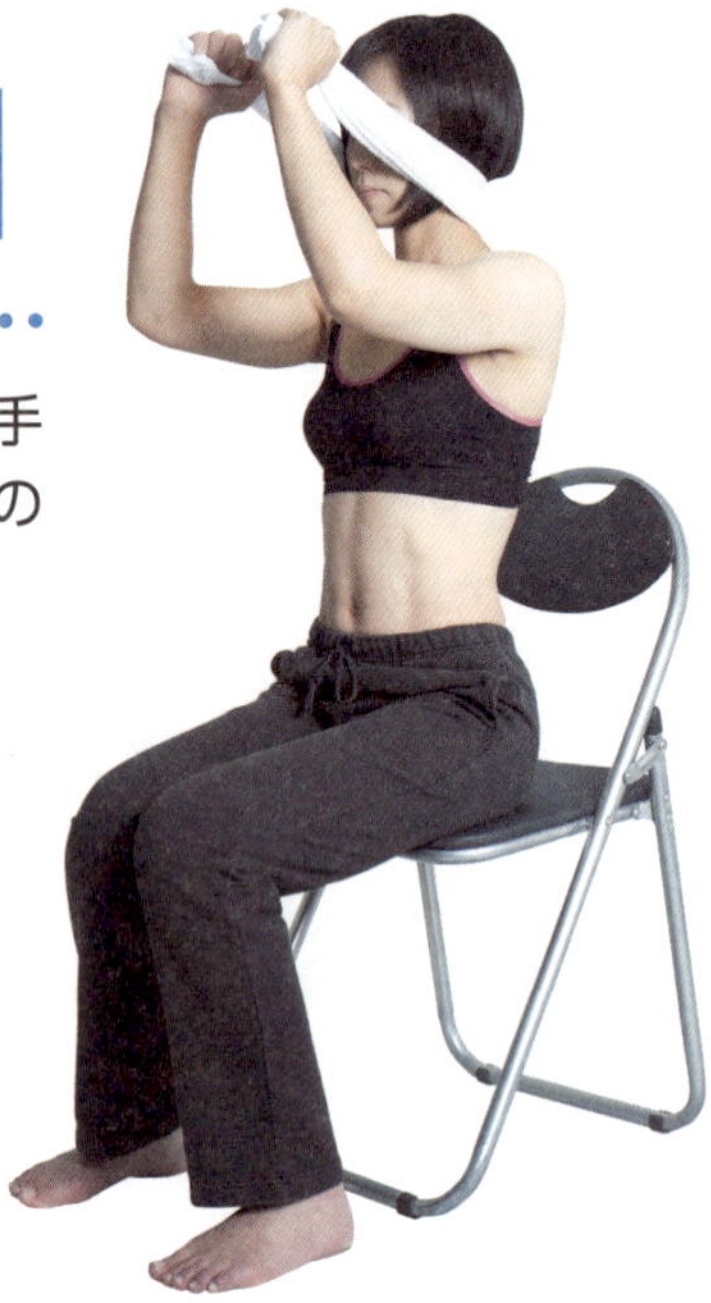

2

首全体を後ろに倒すのに合わせて、タオルを前に引きます。これによって、首の前頸椎《ぜんけいつい》中央の前弯《ぜんわん》カーブを作ります。

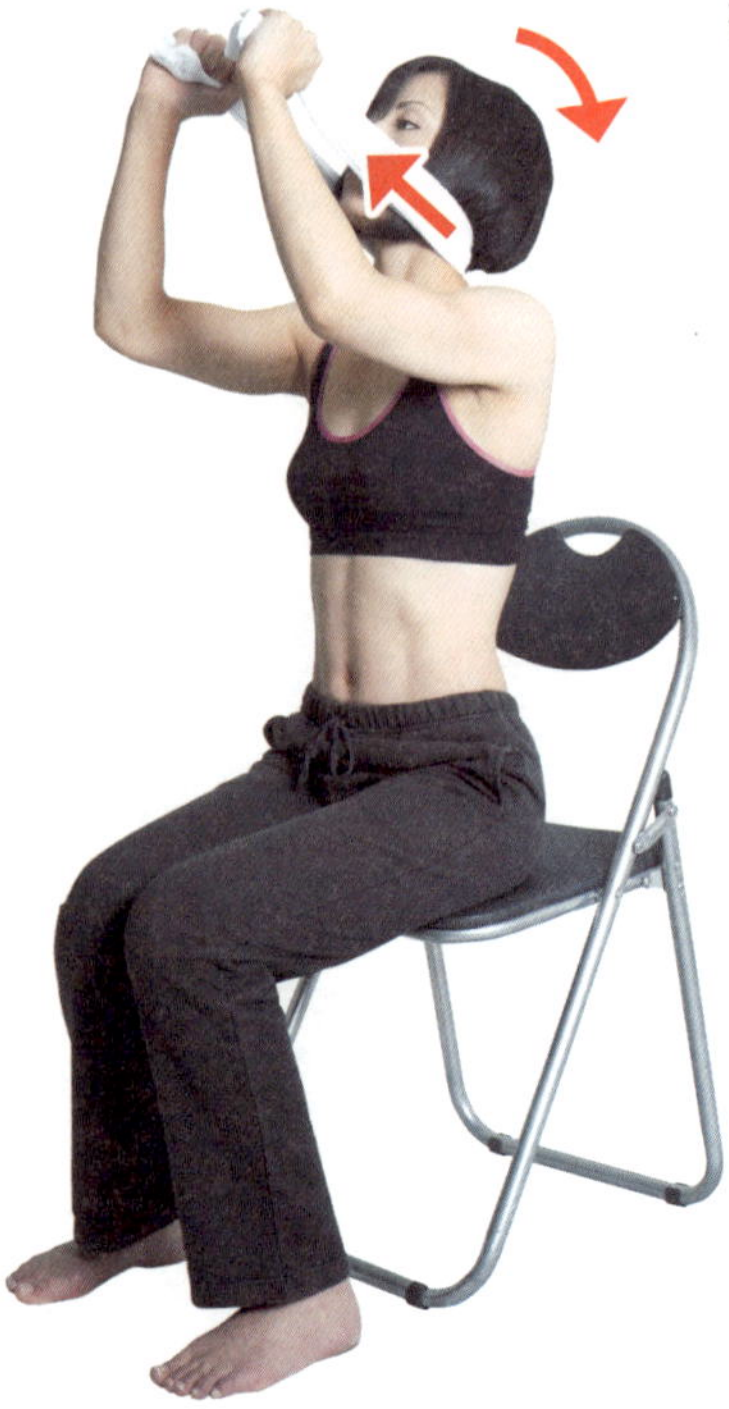

POINT
あごを引くのが難しかったり、痛みが出るようなときは、タオルに加えた力を弱めてください。

POINT
タオルを前に引っ張る力が強すぎてあごが引けない、逆にタオルが後ろに引かれて首の真ん中が前に曲がってしまうというのはNGです。

3

タオルは軽く前に引いたままで、胸を張ると同時に、あごをのど仏に向かって近づけるようにあごを引きます。タオルが後ろに引かれそうになったら、その位置で５秒間止めます。これを10回以上繰り返します。

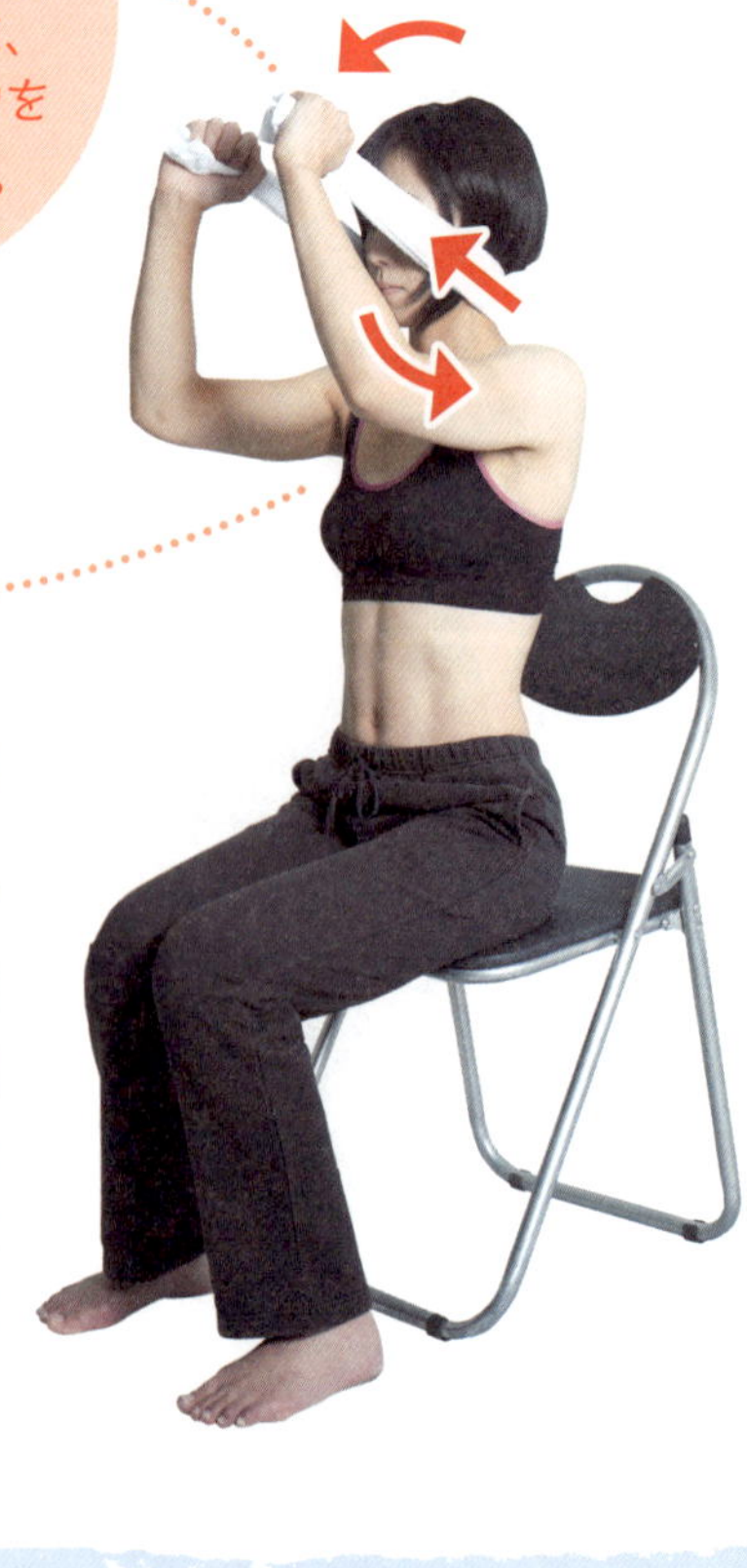

スマホ・パソコンの長時間使用に注意！

ねこ背さんがなりがちなストレートネック

ねこ背にストレートネックが加わった悪い姿勢はこりを悪化させます。正しい首のカーブを取り戻してこりも改善しましょう。

正常な首の弯曲《わんきょく》

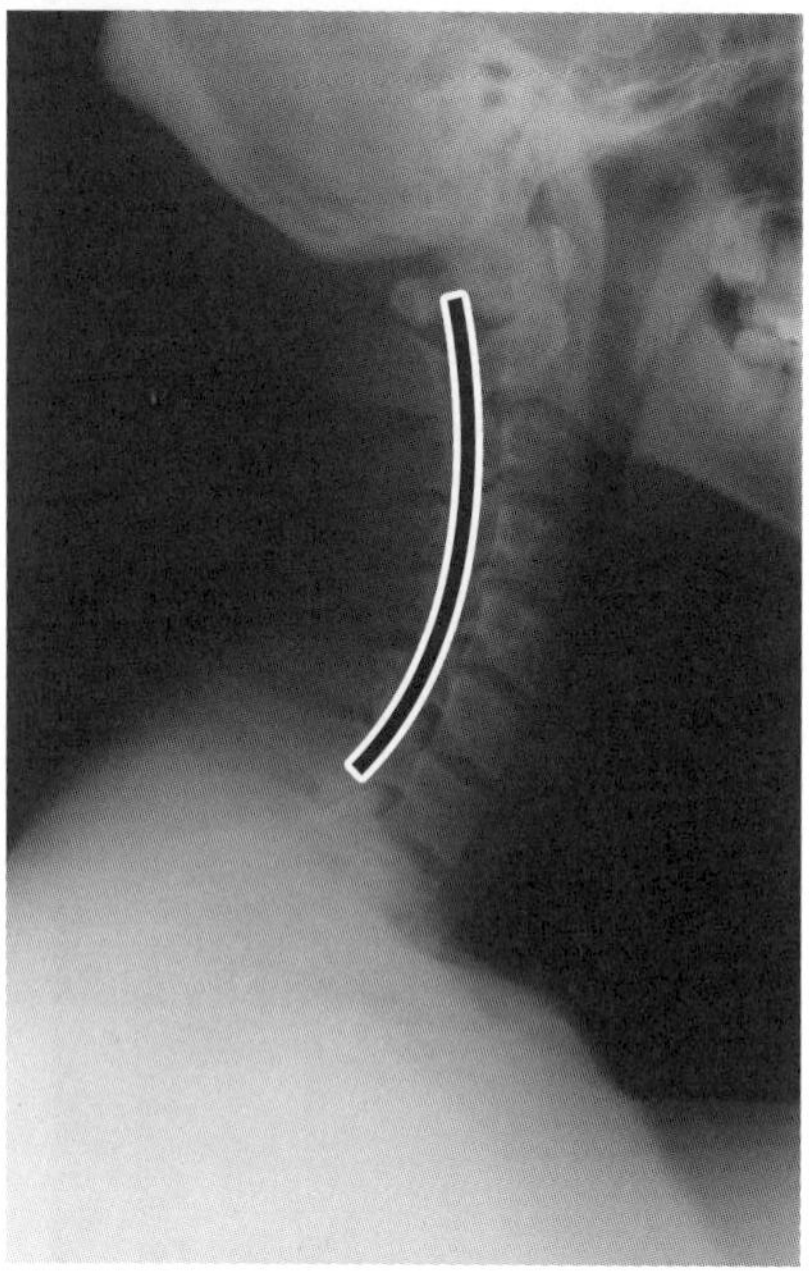

ストレートネック

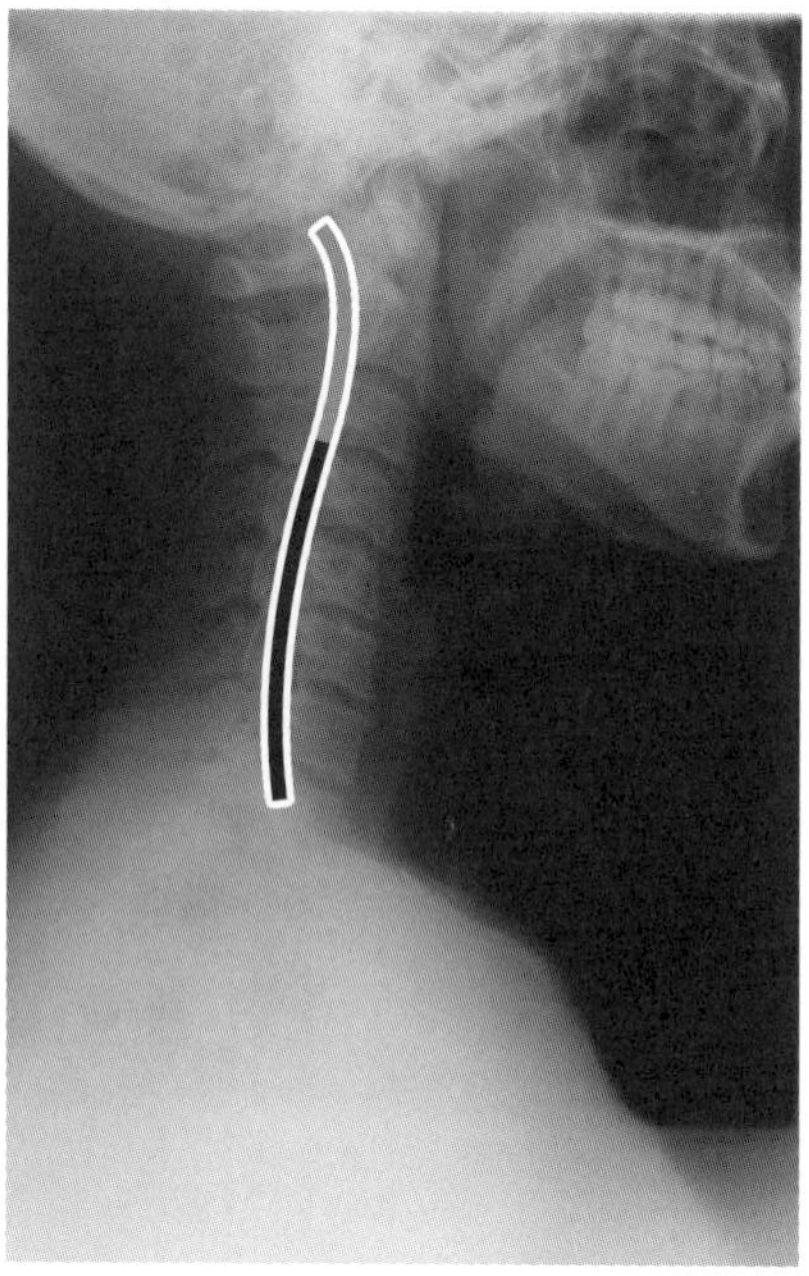

普通の首は、首の真ん中が前に出たカーブ（前弯）を持っています。それが、ねこ背で頭が前に出ると、あごが上に突きあがり、首の後ろの筋肉が硬くなってしまいます。その状態であごを引いて前を見ようとしても、あごが引けないので、首の真ん中あたりを前に曲げて前を見ることになり、**「ストレートネック」**になってしまいます。

ねこ背にストレートネックが加わった悪い姿勢へと移行してしまうと、頭の重さを支えるために、肩だけでなく、首の後ろの筋群にも負担がかかり、首もこることになります。なで肩の女性に多い姿勢でもあります。

●ストレートネックチェックポイント

【あごが引きづらい・うなずくのがツライ】 ストレートネックの人は、首の後ろの頭との付け根の部分にある「後頭《こうとう》下《か》筋群《きんぐん》」の筋膜が固まっています。すると、あごをのど元に引こうとする時、後頭下筋群がうまく伸びず、痛みを感じたり、上手くできません。

【肩より耳が前に出ている】 無理なく、まっすぐと立った状態を横から見たときに、くるぶしと肩を結ぶラインより、耳が前に出ている人は、ストレートネックの可能性があります。ただし猫背の人なども、耳が前に出ることになるので、一概に判断できません。

Column

肩こり対策に腹筋は必要？

立体姿勢

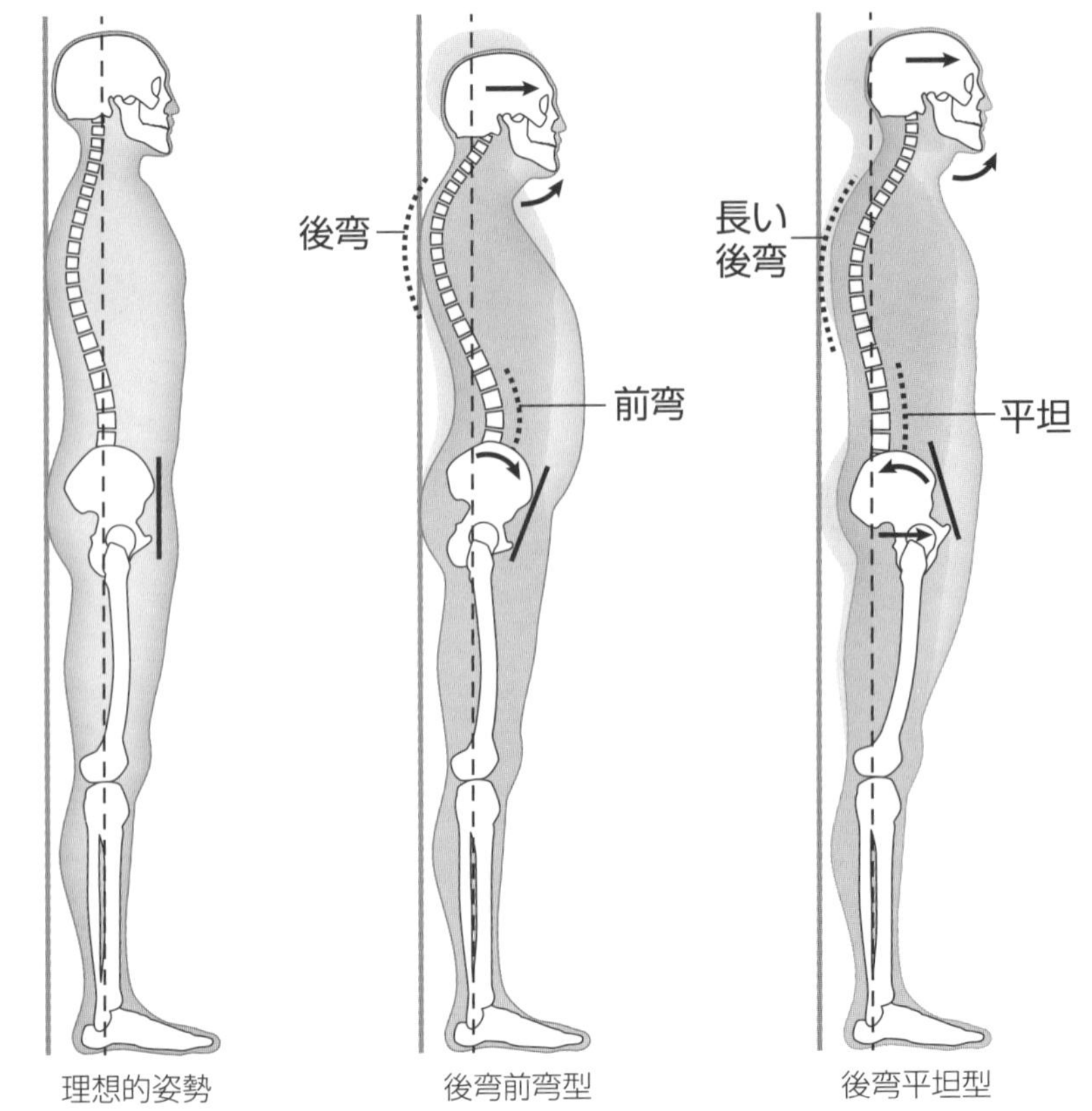

　立ったときには腰が反っていて、座ると丸まるような人は、**後弯平坦型**です。腸腰筋《ちょうようきん》という股関節から腰骨をつなぐ筋肉が固くなっています。このような場合は、腹筋群（腹直筋《ふくちょくきん》・外腹斜筋《がいふくしゃきん》・内腹斜《ないふくしゃ》筋《きん》・腹横筋《ふくおうきん》）は弱くなっています。

　ねこ背だけど骨盤が前に傾斜（前傾）して腰が反っており、顔が前につき出ている**後弯前弯型**の場合は、腹筋群を鍛える必要があります。

　しかし、腹筋運動をして、寝た状態から腹筋を使って上体を垂直に起こそうとしたときに、足が地面から浮いてしまう場合には、腹筋群の代わりに腸腰筋を使っていることになりますので、これはまちがいです。足が浮かない範囲で腹筋運動を行うようにしてください。

　逆に骨盤が後ろに傾斜（後傾）している場合でも、表層をななめに走る外腹斜筋が弱くなっていますので、この筋肉を左右どちらかに上体をねじって起き上がるななめ腹筋運動で鍛える必要があります。

　腹筋が必要かどうかをはじめとして、自分の肩こりの原因が何かによって、効き目のある対処法や、やってはいけない対処法が異なります。たとえば、病院で配られる一般的な肩こり体操などは、循環や可動域の改善には効果があるかもしれませんが、筋のインバランス（正しい長さから逸脱し、からだの筋・筋膜のバランスが乱れている状態）や姿勢の改善、運動パターンの修正には必ずしも効果がありません。

　肩こりには、原因があります。その原因に合わせたセルフ筋膜リリースやストレッチング、そしてエクササイズが必要です。しかし、どうしてもその場で少しでも軽くしたい場合は、**両肩持ち上げ・ストンリラックス**や、**肩甲骨時計回り・反時計回り体操**はおすすめです。多くの筋肉の血行が改善するので、一時的にせよ、こりは楽になります。

第3章

正しい知識で、一生こらないからだをつくる!

体のタイプ別に、こりの原因と傾向を解説し、
効果的なストレッチングやエクササイズなどを紹介してきました。
ここからは、「一生、こらない人」になるための、
医学的根拠に基づく正しい肩こり対策知識をお伝えします。
こりは、こりごり。こりを根治しましょう。肩こりの9割は自分で治ります。
残り1割は、社会環境や国民性を変えることで解決可能です。
継続は力なり。脱・他力本願です。

今日からできる!

一生こらない生活習慣

その1 姿勢

ポイント

- ついしてしまう「ねこ背姿勢」は体に負担が……
- 正しい姿勢への道は「少しずつ習慣化」
- クロールや背泳で肩甲骨を動かそう

ねこ背は本当に「楽な姿勢」ではありません

理想的な座位姿勢とねこ背での座位姿勢のとき、体重を支えるために「重心線」がどこに収まっているかが異なります。

●ねこ背姿勢

重心線を支持基底の中心に近づけようとしてとる、ねこ背姿勢。筋緊張が少なく楽な姿勢かもしれないが、良い姿勢とはいえません。

●理想的な姿勢

支持基底内に重心線が収まっているが、辺縁に近いため、脊柱起立筋だけでなく、腹筋群の緊張も必要になります。

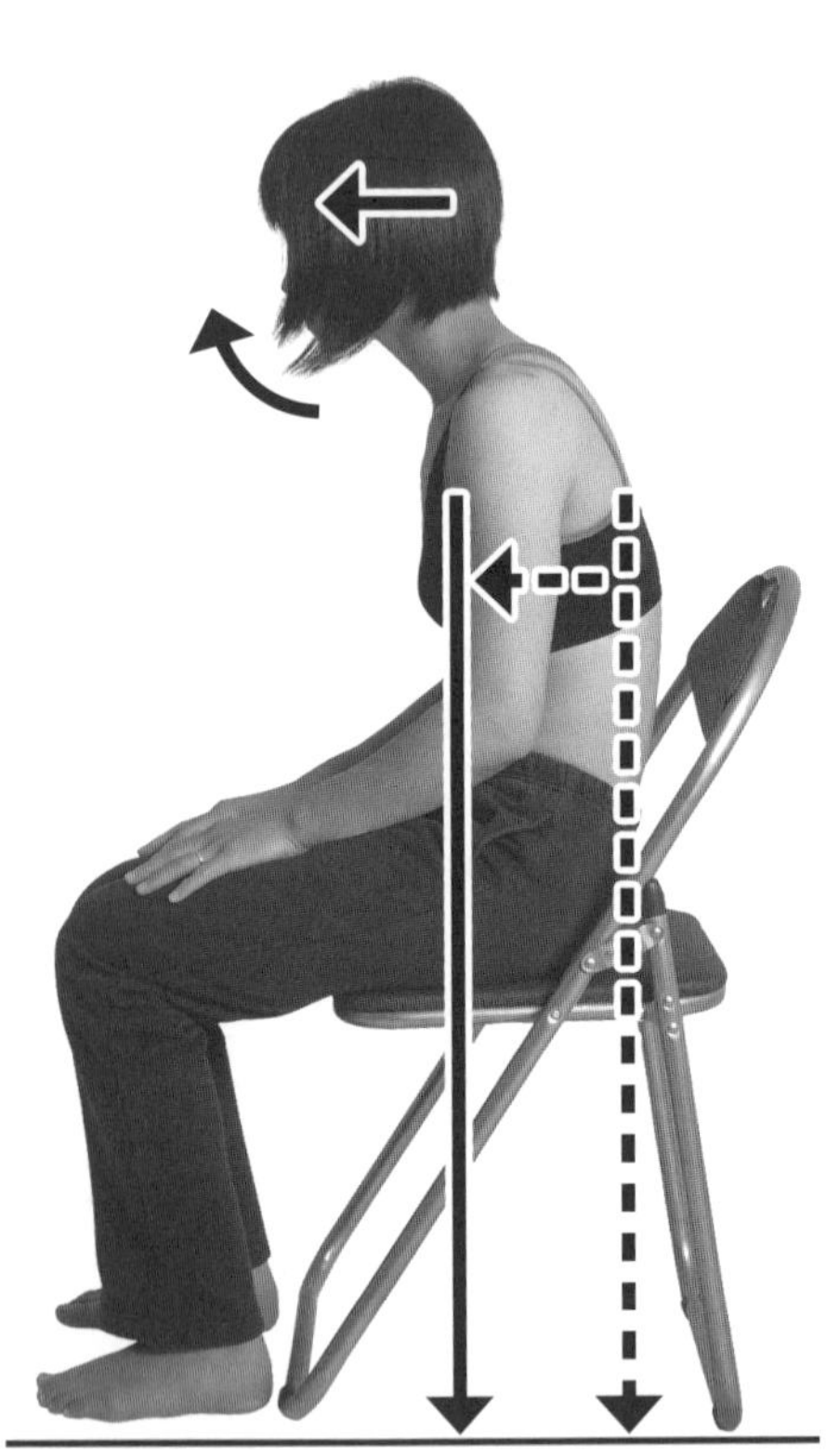

頭部前方位《とうぶぜんほうい》・胸椎後弯姿勢《きょうついこうわんしせい》

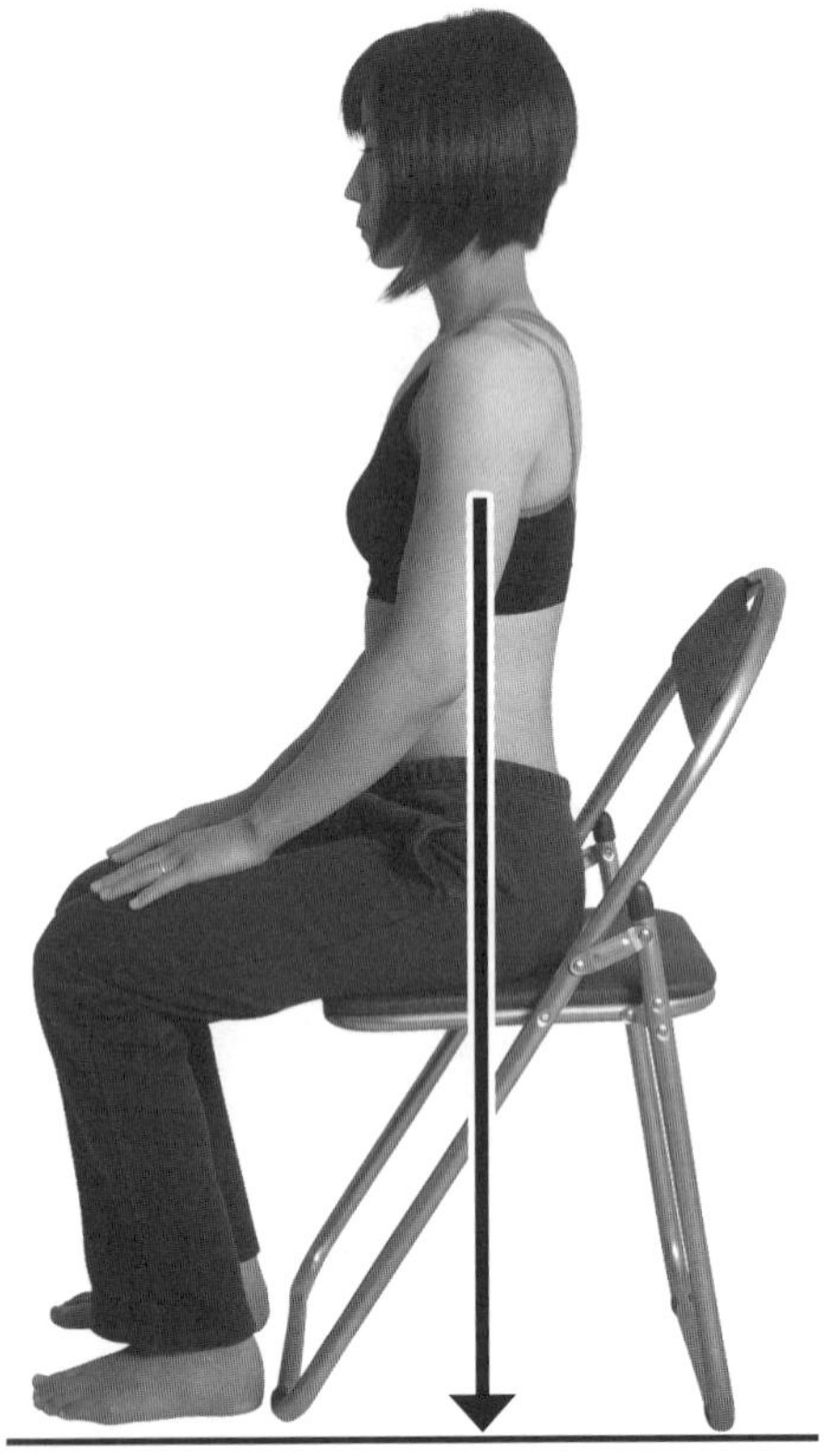

理想的な座位姿勢

肩こりに効果的な運動はクロールや背泳

理想的な良い姿勢では、体重を支えるための、お尻と両足を結んだ支持基底内に、重心線が収まっています。

この姿勢だと、重心の位置が外側に近いため、脊柱起立筋《せきちゅうきりつきん》だけでなく腹筋群の緊張も必要になります。

そこで、頭を前に出し、ねこ背になることで重心線を支持基底の中心に近づけて安定させようとするのです。

正しい姿勢を休みながらも続けて、正しい姿勢が楽な姿勢になっていくこと、これが大切なのです。

水泳ではクロールや背泳が肩こりには効果的です。肩甲骨から腕全体をゆっくり大きく動かすようにして泳ぎましょう。平泳ぎやバタフライはNGです。

ふだんの生活から、正しい姿勢を意識して、肩甲骨も意識して動かし、ここで紹介した体操を頻繁に行い、習慣化することが大切なのです。意識して行うことが、次第に無意識でもできるようになります。

今日からできる！

一生こらない生活習慣

その❷ 食事

ポイント
- こり解消にはビタミンB1とビタミンE
- 水分補給は日中多め・夜は少な目がベスト
- カルシウムとマグネシウムはバランスが肝心

こり解消に役立つ栄養素は…

筋肉や末梢神経《まっしょうしんけい》に必要なエネルギーを作りだす働きがある**ビタミンB1**と、血流を改善する働きがある**ビタミンE**が重要です。ビタミンB1は、水溶性で熱に弱いため、調理をするとかなりの量が失われます。過剰に摂取しても体外に排出されるため、副作用の心配はありません。

ビタミンEは脂溶性であり、植物油に豊富に含まれますが、酸化しやすいうえに熱に弱いので、サラダのドレッシングなどに用いて、新しいものを生で食べるのが効率のよい摂り方です。また、ビタミンCと一緒に摂取すると、ビタミンCがビタミンEの抗酸化作用を高めてくれます。抗酸化とは、からだの中に入った酵素をさびつかない状態に改善することで、生活習慣病の予防などにもつながります。

塩分取り過ぎも要注意！むくみの改善

塩分を摂りすぎると、血液中の水分を血管やリンパ管の外に押し出すことになり、余分な間質液《かんしつえき》を増やしてしまいます。**水分補給は、日中は多め、夜は少なめ**にしましょう。飲み物は、できるだけ温かいものがおすすめです。

アルコールは、血管内脱水の作用があるため、摂りすぎるとからだの水分が失われ、血液濃度が高くなります。濃度を下げるためには、血管内に水分を取り込む必要があり、このときに取り込んだ水分の一部がむくみになってしまいます。

カリウムを多く含む野菜や果物、**ビタミンB1**（豚肉、玄米、そば、落花生、大豆、うなぎ、など）を多く含む食べ物や海草類は水分代謝をスムーズにする働きがあるので、積極的に摂りましょう。なお、カリウムの過剰摂取は、腎機能障害などがあると重大な問題につながることもあるので要注意です。

筋肉と骨のために…カルシウムとマグネシウム

カルシウムは筋肉を収縮させるエネルギーであり、骨粗鬆症《こつそしょうしょう》を防ぐ大切な要素です。しかし、**マグネシウム**が不足すると、細胞が正しく働けなくなり、骨にはカルシウムが不足するのに、なぜかカルシウムが蓄積すべきでない細胞にカルシウムが固定されるという、「カルシウムパラドックス」を引き起こします。

カルシウムが不足すると、筋肉が収縮しづらくなるほかに、骨粗鬆症・心筋梗塞《しんきんこうそく》・脳梗塞《のうこうそく》も引き起こしてしまいます。両者を摂取するバランスが極めて重要です。

マグネシウムが不足すると、神経の興奮性が高まり、筋肉がつったり、心臓病や高血圧の危険も高まります。まぶたが痙攣《けいれん》したことのある人は、マグネシウムが不足しています。

摂取量はカルシウム1に対してマグネシウムは0.5～1くらいあれば充分です。ボロン、ビタミンD、たんぱく質なども併せて摂らないと、高血圧の原因となってしまうので要注意です。

今日からできる！

一生こらない生活習慣

その③ 枕

ポイント

- ✓ 寝る姿勢によってねこ背が増強される!?
- ✓ 柔らかすぎる寝具は枕を高く感じさせるのでNG
- ✓ 横幅50～60㎝、傾斜15～20℃の枕に調整しよう

枕を使わないのは絶対NG！「仰向け姿勢」

仰向け姿勢では、**首の骨（頸椎）が普通よりも曲がったり伸びたりせず、あごも軽く引け、脊柱のカーブも正常に保たれている姿勢**が理想です。

枕を使用しないと、頭が後ろに行きすぎて首の前弯が増強し、あごが前に突き出てしまいます。胸椎上部では代償として過剰な屈曲を生じてしまいます。この姿勢は、頭がからだの前に出て、ねこ背姿勢を増強します。舌の位置と顎関節の位置も変わり、将来的に嚥下《えんげ》障害をきたす可能性があります。

逆に、**枕が高いと、首が曲がりすぎて、首から胸椎の真ん中まで長く過剰な屈曲を生じ、腰椎の前弯は減少します。**この姿勢は、肩甲挙筋や僧帽筋上部線維に伸張ストレスを生じさせ、ストレートネックとなで肩を助長するおそれがあります。

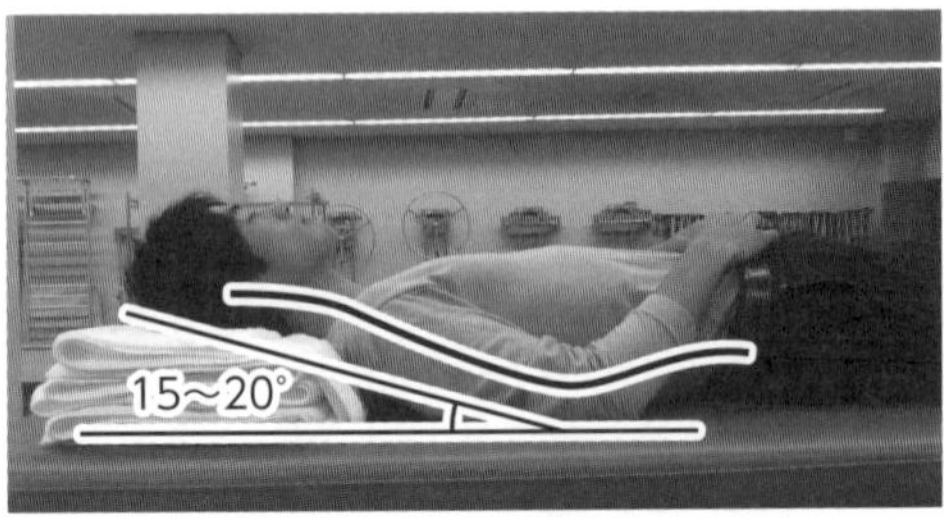

仰向けでの枕の調整

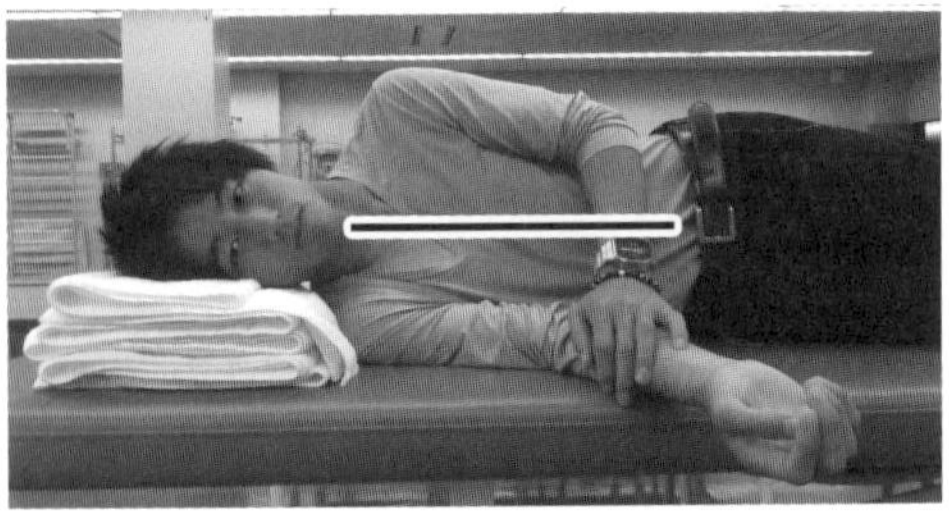

横向きでの枕の調整

同じ向きで寝るのは要注意！「横向き姿勢」

横向き姿勢では、**首が左右に曲がったりせずに、あごも軽く引けた姿勢をとることが重要**です。仰向け姿勢と同様に、脊柱のカーブも正常に保たれているのが理想です。

枕を使用しないと、首がベッド側へ曲がり、胸椎の上の方にもその曲がり方が波及してしまいます。この姿勢は、側弯症あるいは骨盤の高さの左右差を生じる可能性があります。

逆に、枕が高いと、首が天井側へ曲がり、胸椎の上の方にもその曲がり方が波及してしまいます。この姿勢も、側弯症や骨盤の左右差につながります。

また、正しい枕の高さでも、いつも同じ側を下にして寝る習慣がある場合には、下側の肩甲骨が前に出て肩が前に出る巻き込み肩となり、僧帽筋下部線維や菱形筋が伸張されてしまいます。

理想の高さで快眠を「バスタオル枕」

タオルは、肩口ぎりぎりまでしっかり入れます。寝返りを打っても頭がはみ出さないように横幅は50～60㎝くらいにしましょう。

理想的な仰向け姿勢になるように、バスタオルを組み合わせて**15～20℃ほどの傾斜**を作ります。のどが詰まる感じがしないか、呼吸が楽かもチェックします。

仰向けで調整した傾斜で、横向きになっても首が左右に曲がらない、寝返っても理想的な横向きの姿勢が保てる傾斜に調整することが大切です。

お店で枕を作るときは、自宅のマットに合わせたバスタオル枕をお店に持っていき、的確な枕に仕上げてもらいましょう。

ポイント

- 41℃くらいで、20分ほどの全身浴がベスト
- お風呂の中での体操で血行促進

今日からできる!

一生こらない生活習慣

その④ 入浴

お風呂の入り方

温浴といわれる39～42℃の温度が、最も肩こりに効果的です。41℃くらいで、20分ほどの全身浴が理想です。これによって血行がよくなり、新陳代謝を高め、首や肩の疲労物質を取り除くことができます。

血行促進により効果的な、肩甲骨まわりの筋肉がほぐす、お風呂でできるストレッチを紹介します。

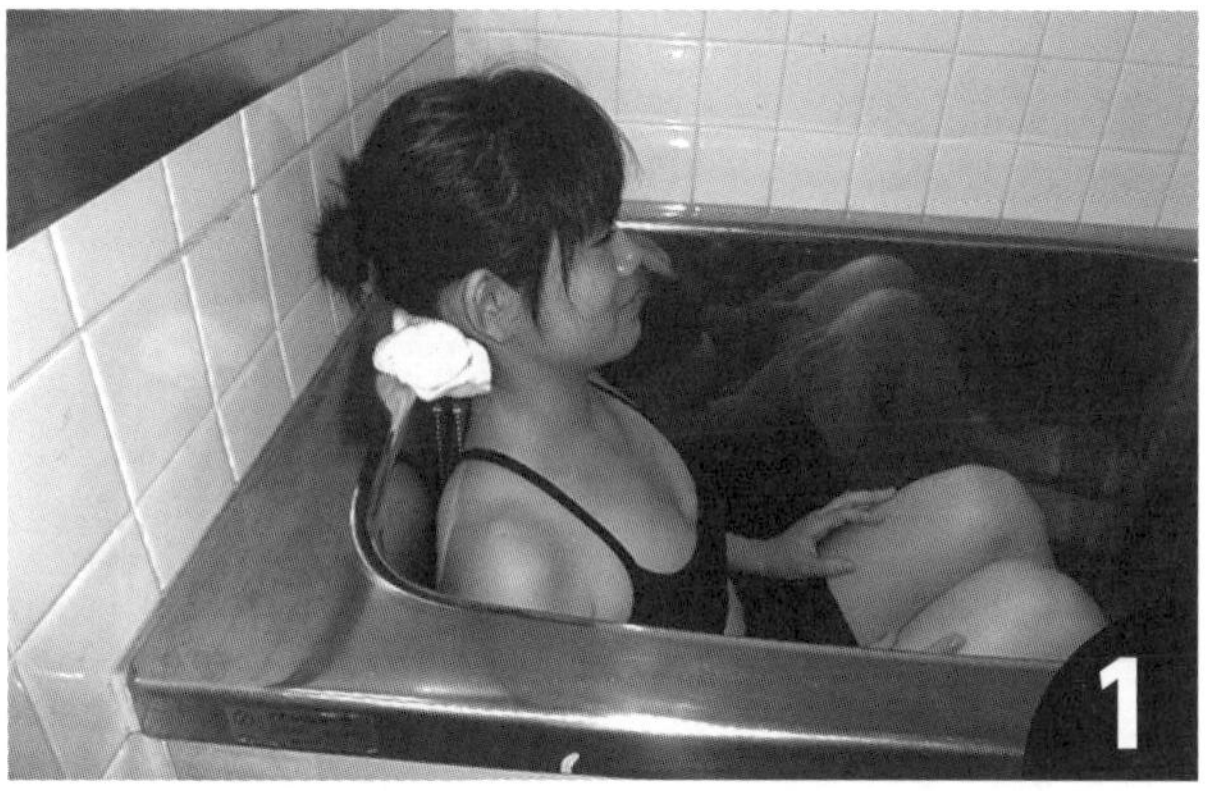

浴槽のふちに温めて巻いたタオルを敷き、そのタオルの上に後頭骨の下のくぼんだところを載せ、頭の後ろのつけ根の後頭下筋群を温めます。

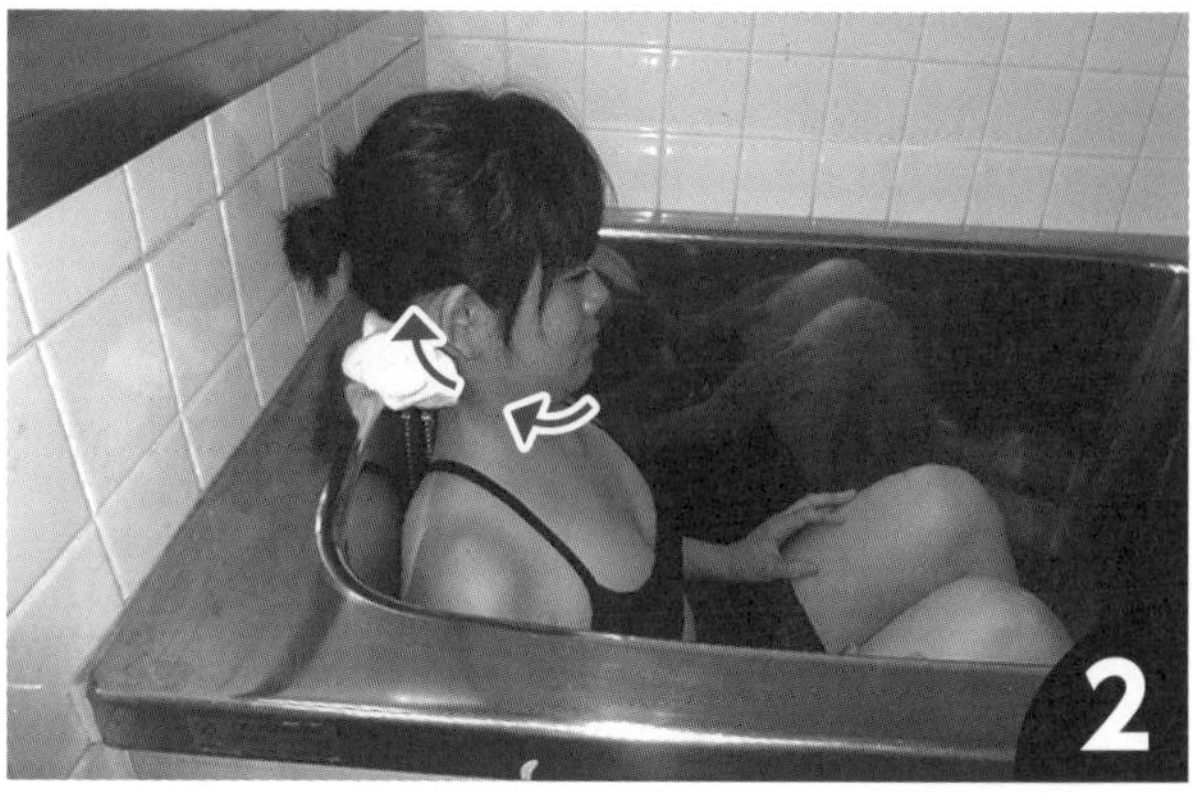

数分温めたら、うなずくようにして後頭下筋群を30秒間ストレッチしましょう。ストレッチングは、休みをはさみながら３回ほど行うと効果的です。

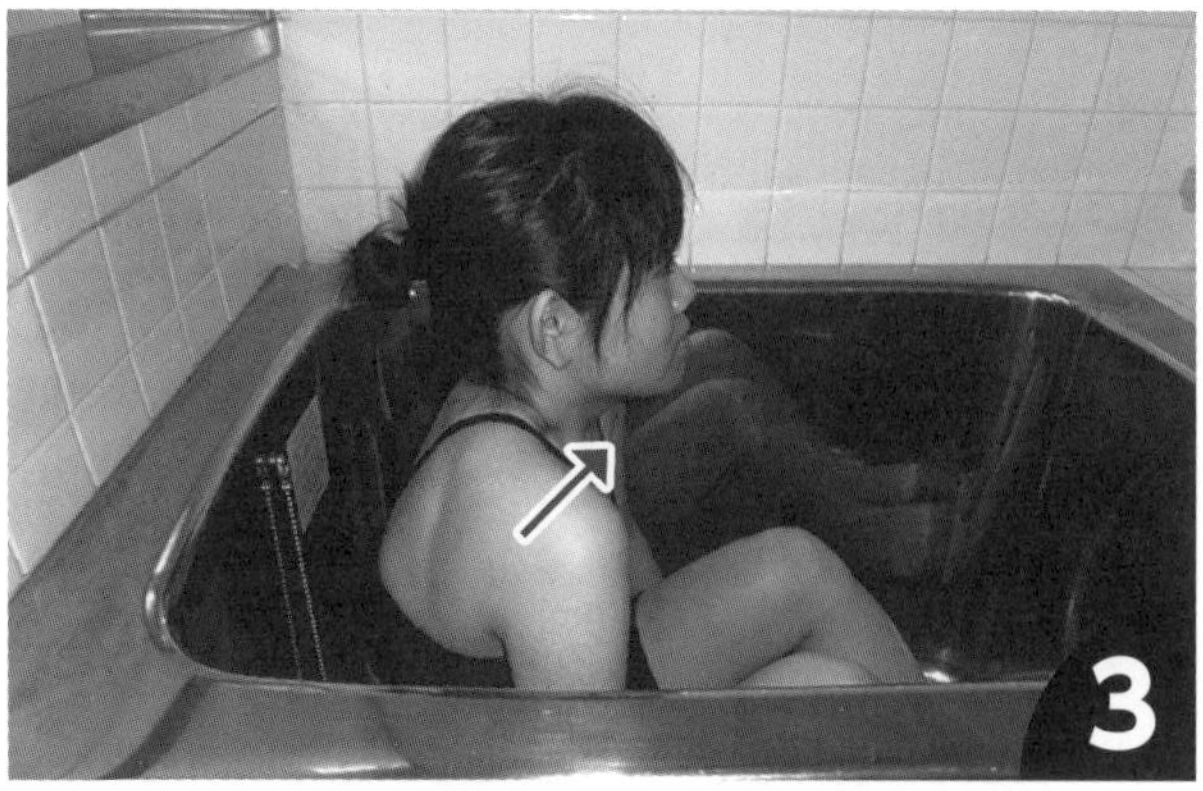

からだが温まってきたら、肩甲骨をほぐすエクササイズをするのも効果的です。両肩を２時方向に引きあげて５秒とめたら、両肩の力を抜いて６時方向に戻して力を抜きます。

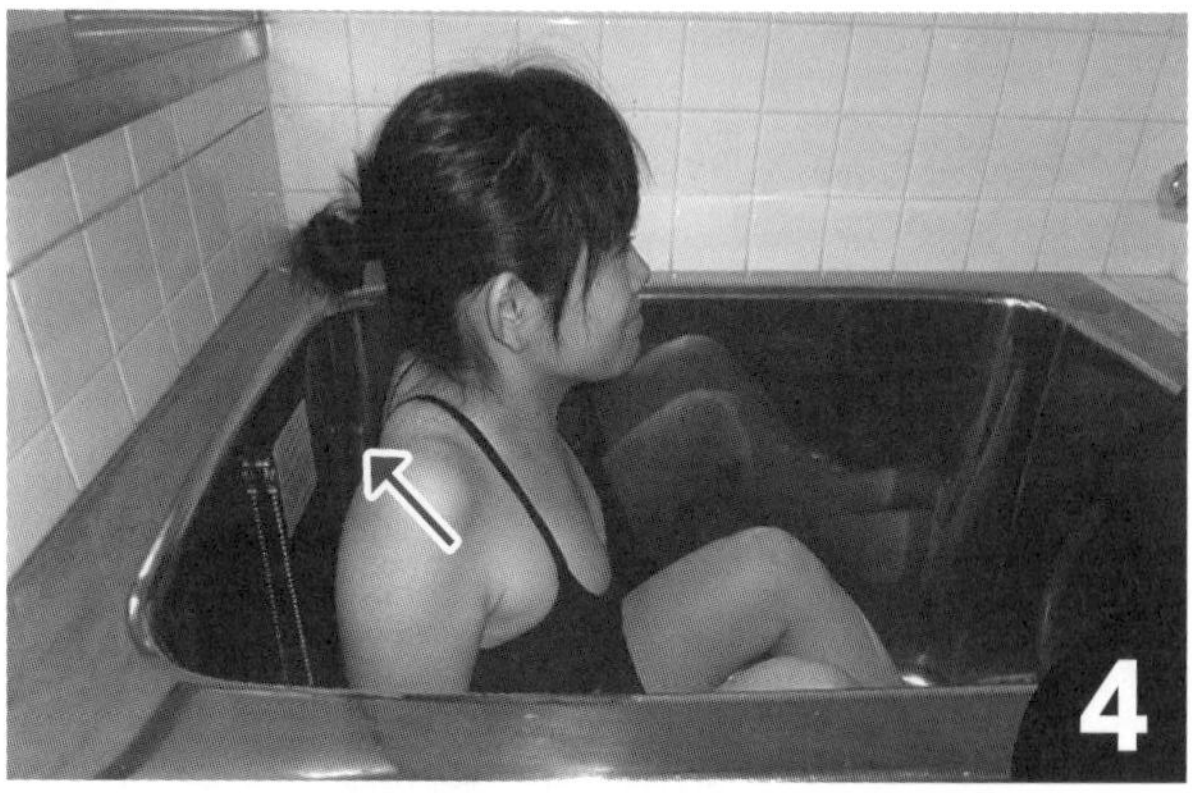

次に、両肩を10時方向に引き上げて５秒とめたら、両肩の力を抜いて６時方向に戻して力を抜きます。
この一連の動きを５～10回繰り返してください。

意外と知らない!?

肩こりQ&A

肩こりは冷やすべき、温めるべき？

どうして「揉み返し」が起きるの？

正しい治療院はどう選ぶ？

基礎の基礎から、おさらいしましょう。

Q 女性と男性はどちらがこりやすい？

A こりやすさに性差はないが、症状には傾向あり。

女性は腕の重さを支える僧帽筋上部線維が弱いことが多く、なで肩になりやすいです。一方、男性は逆に僧帽筋上部線維も肩甲挙筋も緊張して、いかり肩になりやすいです。

男女ともに、正しい姿勢の獲得が重要です。なで肩の場合は想像筋上部線維の筋肉強化を、いかり肩の場合は僧帽筋下部線維の筋肉強化のエクササイズを行いましょう。もちろん男女ともに、スポーツ経験や筋力の違いによって、逆の形になることもあります。

- **●なで肩改善→肩甲骨持ち上げエクササイズ、肩甲挙筋のストレッチング（P45）**
- **●いかり肩改善→僧帽筋上部線維のストレッチング・肩甲骨引下げエクササイズ（P44）**
- **●肩甲挙筋のストレッチング（P45）**

Q 子どもの肩こりは何が原因？

A 運動不足でからだの柔軟性が低下しています。

体を大きく動かさなくなったり、筋肉のストレッチングを怠っていると、成長期に骨がどんどん伸びるけれど、筋肉が充分に伸びて成長しなくなり、からだの柔軟性が低下し、不良姿勢になり、肩こりや首こりが生じてしまいます。

肩こりには、その年齢による特徴があります。子どもや若い人は、宿題が増えてきたり、塾通いが始まることで、勉強する時間も増えて、からだ全体の筋肉を大きく使わなくなります。

また、毎日スポーツをしていても、運動後に筋肉のストレッチングをしていない場合もあります。スポーツ動作においても、間違ったからだの使い方から、こりが生じることもあります。

Q 絶対にやってはいけないストレッチングはある？

A 姿勢のタイプによって、あります。

たとえば、いかり肩の場合には、僧帽筋上部線維のストレッチングは非常に効果的ですが、なで肩の場合には、このストレッチングは逆効果になります。

なで肩の人は僧帽筋上部線維の筋力が弱く、僧帽筋上部線維の長さが普通より延長しています。

この場合、このストレッチをすると、さらになで肩を悪化することにもつながります。さらに筋肉が伸ばされて、筋力が低下して、結果的に肩こりはひどくなってしまうのです。自分の体のタイプをきちんと把握して、適切なストレッチをすることが大切です。

僧帽筋上部繊維のストレッチング

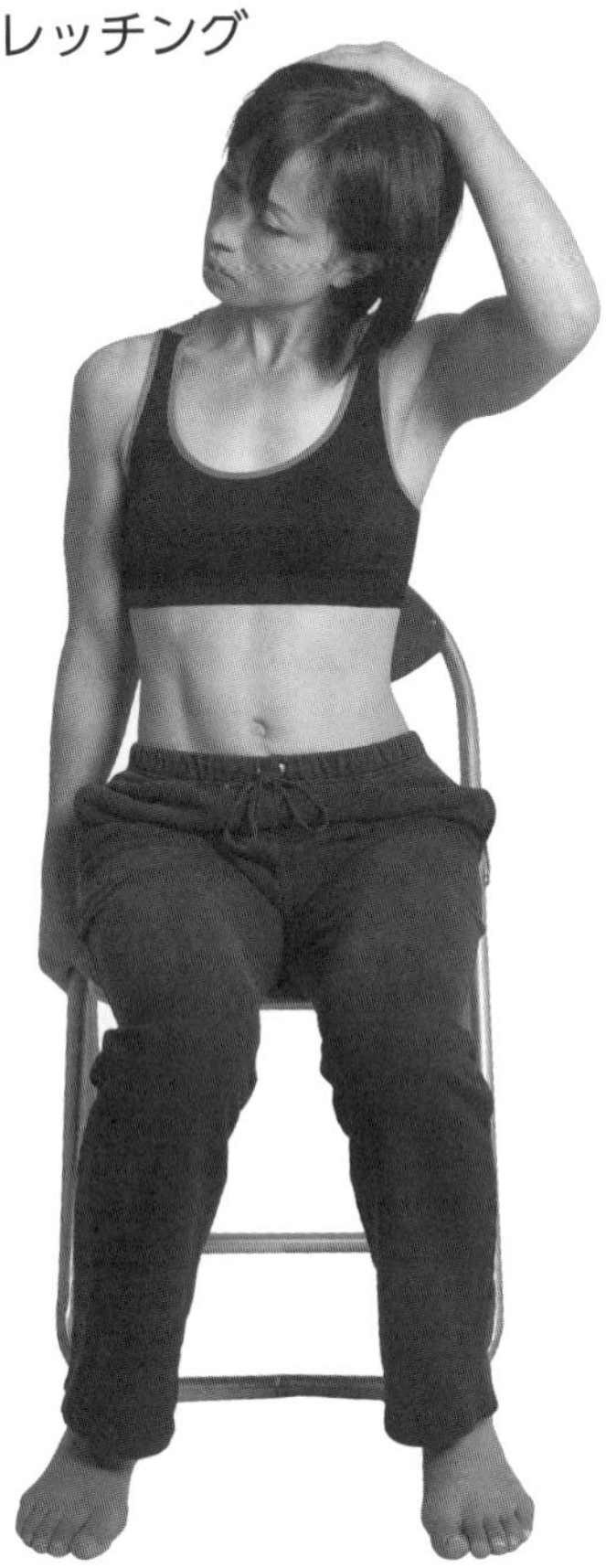

Q 「揉み返し」はなぜ起きるの？

A 筋肉や筋膜に炎症を起こしている状態です。

強く刺激しすぎることで起きる「揉みかえし」には、正しいものと悪いものがあります。

筋肉や筋膜の異常な部位を触診で評価したうえで、その原因部位を正しくほぐし、コラーゲン線維とエラスチン線維の絡み合いをとると、2〜3日間炎症を生じることがあります。これは治癒するために生じる炎症反応で、いわゆる正しい揉み返しです。

その後、コラーゲン線維が再生し、正しい配列に戻ることで正常な状態へと回復し、痛みもとれます。3日後くらいから痛みが引き、1週間後にはもとの痛みも減って、快適な状態になります。

しかし、そういった評価もせず、ただやみくもに強い力で痛い部位だけを長時間ほぐすと、正常な組織まで微少損傷をきたすことがあります。翌日にはもとの痛みが強くなったり、1週間後にも痛みが残っていたりする場合は、悪い揉み返しです。

肩周囲の痛い部位しか治療しないマッサージ師や民間療法の施術には要注意。一方で、理学療法士は、患者に対して、きめ細やかに問診をして、どんな動きをすると痛むのかを再現させ、肩こりの原因を評価します。

なかなか痛みがひかないから、と誤った施術を行うお店に何度も足を運ぶ……ということがないように注意しましょう。

Q 整体マッサージに通うことに効果はある？

A 何回通っても治らない治療院は早めにやめましょう。

無資格による治療院や、民間療法のカイロプラクティック、リフレクソロジー、アロマセラピーなどは要注意です。

医学的な知識や技術も乏しく、経験則だけで治療もどきをやっている所では、こりの原因を追及する能力がありません。

すぐ「うつ伏せで寝てください」といって、患者が訴えるところだけを揉んだり、関節をボキボキと音を出せば治るというような治療は、対症療法でしかありません。かえって悪くなることすらあります。

カイロプラクティックで首をボキボキ鳴らされて頸髄損傷《けいずいそんしょう》を起こして、裁判になったことも過去にはあります。

カイロプラクターの中でも、アメリカで資格を取った方はまだ安心できるかもしれませんが、筋膜に対する知識や技術が乏しければあまりあてにはできません。

何回通っても治らないという治療院は早めにやめることです。お金の無駄遣いです。

患者は、あそこの治療院に行ったときは少し楽になったからという思い出だけが残って、肩こりが治らないまま、何度も無駄に通うことになります。

Q 肩こりが病気を引き起こすことはある？

A 身体面・精神面どちらにも影響します。

フィジカル

肩がこる人は、頭がからだの真上に乗っていないで前に出ていて、あごは持ち上がり、ねこ背の人が多いです。

このようなこりでは、肩こり以外にも首こり、偏頭痛、耳鳴り、かすみ目、頸椎症、頸椎ヘルニア、胸郭出口症候群《きょうかくでぐちしょうこうぐん》、肺活量低下、腰痛、自律神経障害として喘息・狭心症・胃下垂・胃酸過多（胸やけ）・十二指腸潰瘍なども引き起こすことがあります。

メンタル

こりがひどくなると、日常の生活も不自由になり、会社にいくのも辛くなり、誰に相談してもまともに取り合ってもらえず、うつ状態になることすらあります。

さらに食事もままならなくなり、カルシウムが欠乏して自由に動ける筋肉でさえ動きが重くなり、うつ状態がひどくなります。

肩こりから生じる病気ではありませんが、ダイエットが肩こりをうながすこともあります。太りすぎは肩こりを悪化させますが、急激なダイエットも要注意です。急にやせることで、からだのバランスが崩れ、筋力も低下します。このことで逆に肩や首にこりが生じるのです。体のバランスをとり、筋力も再調整しながら、少しずつ痩せていく段階的なダイエットが大切です。

Q 「筋肉注射」を打てば肩こりはなくなる？

A 効果がある場合とそうでない場合があります。

最近、肩こり治療のために、生理的食塩水を注射する病院もいくつか出てきています。

患者がこりを訴えている場合に、その原因が筋膜の癒《ゆ》着《ちゃく》であれば、超音波で確認しながらその場所を同定し、そこに生理的食塩水を注射します。

その結果、筋膜と筋肉の滑走が回復して、こりが改善します。

もしも、この治療で長期間にわたってこりが改善しているなら、その治療は大正解だったと思います。

でも実際はどうでしょうか。慢性の肩こりになればなるほど、その場所のみが原因になっているとは限らないのです。筋膜を介して他の部位から肩こりを起こしている場合や、「ミルフィーユこり」のように深いところの筋肉までこっている場合は、この生理的食塩水の注射は対症療法にしかなりません。

この場合、その場では効果があっても、また再発してしまいます。そのためには、全身の筋膜リリースから始めて、徐々に肩こり自体のストレッチングやエクササイズを進めることが大切なのです。

Q 肩こりは温める？冷やす？

A 腫《は》れて熱をもっているとき以外は、温めましょう。

肩こりを解消するには筋肉の緊張をやわらげ、血行をよくすることが大切。慢性の肩こりでは、血行が低下しているので温めるのが基本です。温めることで、循環の改善や疼痛の軽減などの生理的反応が生じます。お風呂でゆっくり温まり、精神的にリラックスをはかるのも効果的です。

しかし、肩の痛みが急に生じ、腫れていて熱をもっているときには、温めては逆効果。冷湿布やアイシングなどで冷やしてください。

41℃くらいで、20分ほどの全身浴が理想的です。これによって血行がよくなり、新陳代謝を高め、首や肩の疲労物質を取り除くことができます。高血圧の人や心臓に病気がある人は、時間を短めにするか、半身浴にしましょう。

高温浴（42℃以上）では、交感神経が働き、新陳代謝が促進され、疲労物質の排出を助け、汗をかいて老廃物も排泄されるのでからだの疲労が回復されます。朝の目覚めのシャワーや足湯には向いています。この温度の全身浴では、血液粘度が上昇するので高血圧の方などはやめた方がいいです。

微温浴（37〜39℃）は半身浴に適していて、副交感神経が優位になるので、リラックスして、眠りを誘います。しかし、半身浴のために、肩が冷えることもありますので、温かいタオルを肩にかけておくことも必要です。

Q 治療院の正しい選び方は？

A 姿勢や動きまで診る理学療法士がいるとベストです。

整形外科の医師が、部位だけでなく、姿勢や動きを診られるのであれば安心できます。さらに、理学療法士が数名いて、理学療法士に処方を出すのであればより安心です。その理学療法士がベテランで、筋膜に関する知識や技術を持っていて、姿勢や動き、過去の怪我などを組み合わせてパズルを解ける能力があれば、最高です。

検査ばかりで、注射や湿布や薬を処方して終わり、電気治療だけしかやらないというのはいただけません。「木だけを見て森を見ない」理学療法士ではがっかりです。

一方で、無免許で実質的なマッサージを行っている国家資格を持たない民間業者の場合、治療を主目的とはしておらず、医療事故に対する危機管理・健康被害への認識が薄いので受療する際にはそれらに対する注意も必要です。

整骨院あるいは接骨院は、柔道整復師の国家資格を持つ治療院です。整復《せいふく》（骨折や脱臼の生じた箇所を正常に戻すこと）・固定・後療法の3本柱の元で教育を受けています。

しかし、実際は後療法に費やす授業が十分ではなく、骨折・脱臼・捻挫・打撲・挫《ざ》傷《しょう》などを治すのはプロですが、徒《と》手《しゅ》療法や運動療法に関する技術は不足しているのが現状です。治療院に入ってから、上司から色々教わってはいますが、経験則の域は出ません。

Q 肩こりに悩むのは日本人だけ？

A 肩こりは、日本人の「国民病」です。

海外では、「こり」という英単語はなく、「stiffness（硬い）」と表現します。肩まわりの筋を使いすぎて硬くなった、歩きすぎてふくらはぎが張った。全て「stiffness」で表現します。

日本人はとても真面目です。小学校から授業中はイスに座り続け、前を向いて真面目に授業を受けることを教えられます。30代後半に筋力が低下し始めるときには、会社ではデスクワークが増え、ねこ背もひどくなり、ますますからだが硬くなります。上司に見張られているような職場では、体を動かすことすら気が引けるでしょう。

日本人は真面目すぎます。小さい頃から、肩まわりの筋肉を緊張させたまま鉛筆やパソコンを使用して大人になります。同じ姿勢を、しかもねこ背などの悪い姿勢で長時間過ごさなくてはいけない社会なのです。

こうした生活習慣から、肩甲骨を大きく動かすことができなくなり、肩こりや首こりが特別なものとなり、「こり」という言葉が肩こりや首こりに使われているのです。腰こりやふくらはぎこりとは言いませんよね。日本人は、肩こりや首こりに特に敏感なのです。

生活習慣を根本から変え、社会の考え方も変えて、環境整備を行うことで、肩こりは撲滅できます。ぜひ、ご自身の考え方から変えていきましょう。

日頃よくする動作や、生活習慣を振り返ってみよう

- □ 1 あごを突き出して携帯のメールを打つ
- □ 2 机の上で頬杖をつく
- □ 3 食事のときにお茶碗やお皿を持ち上げないで口を近づける
- □ 4 テレビに近づいてあごを前に出したまま見る
- □ 5 長時間にわたって腕を上にあげるような動作をする
- □ 6 合わないまくらや布団で寝ている
- □ 7 一定時間ごとの休憩時間を作らずに、同じ姿勢を40分～1時間以上持続する。
- □ 8 荷物やかばんをいつも同じ側の方や腕で持つ
- □ 9 よく足を組む
- □ 10 横座りする

チェックの数が **0～3** 個 ▶ **正常です！** このまま正しい姿勢を心がけ、悪い点は改善していきましょう。

チェックの数が **4～6** 個 ▶ **要注意！** 不良姿勢がクセになってきています。姿勢や生活習慣を見直しましょう。

チェックの数が **7～10** 個 ▶ **危険！** 肩こりや腰痛にお悩みでしょう。慢性的に悪い姿勢になっています。すぐに姿勢改善のために取り組んでください。

Q 姿勢のために普段から気をつけることは？

A 少しずつでも「いい姿勢」を習慣化することが大切です。

ふだんの生活でも仕事中でも、正しい姿勢を意識して、肩甲骨も意識して動かし、ここで紹介した体操を頻繁に行い、習慣化することが大切です。意識して行うことが、次第に無意識でもできるようになります。

水泳ではクロールや背泳が肩こりには効果的です。肩甲骨から腕全体をゆっくり大きく動かすようにして泳ぎましょう。平泳ぎやバタフライはNGです。

日常生活の姿勢も重要です。長時間にわたる不良姿勢、長時間のパソコン作業・料理・掃除、不良姿勢での運転などは、首や肩甲骨まわりにストレスを与えるので注意が必要です。

おさらいしよう！ 肩こり解消11か条

最後に、1～11の肩こり解消ポイントを再度列挙しましょう。
繰り返しますが、肩こりの9割は自分で治せます。継続は力なり。脱・他力本願です。

1

日本人の生活習慣を根本から変え、社会の考え方も変えて、環境整備を行うことで、肩こりは撲滅できます。それには、自分自身の考え方を変えることから始める必要があります。真面目な日本人だからこそ、真面目に取り組めば日本人の民族性は変えられるはずです。

2

意識して姿勢を正す、休みながらでいいので正しい姿勢を習慣化していく、これが大切です。

3

自分の姿勢を知り、肩こりの原因に気づくことがこりの解消につながります。

4

自分自身で体操を行ってもなかなか改善しないような病的な原因がある場合は、病院で理学療法士の治療を受けることをおすすめします。

5

緊張状態は、肩こりの大敵です。ストレッチングで心身をリラックスさせ、ストレスを解放しましょう。

6

むくみは、こりを悪化させます。リンパを流して、冷え症やむくみ、こり、デコルテをスッキリしましょう。

7

セルフ全身筋膜リリースで、全身の筋膜のひっかかりを改善して、さらに肩まわりの筋膜をリリースしましょう。

8

ねこ背は万病のもと、肩こりにも大きく影響します。ねこ背を治して正しい姿勢に近づけて、肩こり、首こりの改善につなげましょう。

9

肩こりを、姿勢のタイプ別にケアしましょう。短くなって硬くなっている筋肉は筋膜リリースやストレッチングを、筋の長さが普通よりも延びて筋力が弱化している筋肉はエクササイズが必要です。

10

ねこ背にストレートネックが加わった悪い姿勢はこりを悪化させます。正しい首のカーブを取り戻してこりも改善しましょう。

11

お風呂、枕、食事、普段からの姿勢にも注意し、普段からこりを予防できるように頑張りましょう。

なお、痛みやしびれが取れない人は、運動を行ってもよいかを医師に相談してください。とくに「腕や手にしびれがある」「肩の痛みがだんだん強くなる」「腕に力が入らない」といった症状がある場合は、首や内臓の病気などの可能性もあるため、まずは受診をしてください。また、高齢の人、高血圧などの持病がある人、体力に自信のない人、そのほか健康に不安のある人も、受診をおすすめします。

監 修

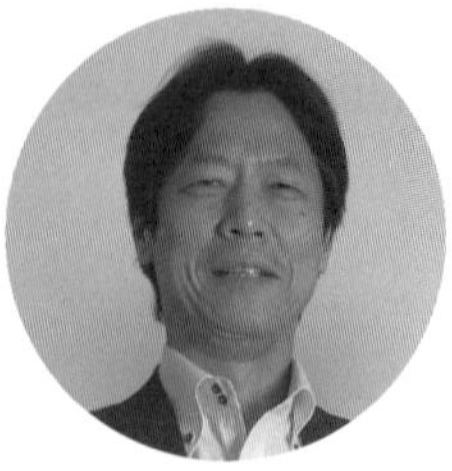

竹《たけ》井《い》 仁《ひとし》

理学療法士 医学博士
首都大学東京大学院 人間科学研究科理学療法科学域ならびに健康福祉学部理学療法学科教授。日本理学療法士協会専門理学療法士（基礎系、運動器系）。認定理学療法士（徒手理学療法）。公益社団法人東京都理学療法士協会副会長、公益社団法人日本理学療法士協会運動器理学療法分科学会副代表、公益社団法人日本理学療法士協会徒手理学療法部門代表幹事、日本徒手理学療法学会理事長。専門分野は、徒手理学療法、運動学、神経筋骨関節疾患。整形外科のクリニックでの理学療法業務も行う。医学的知識に基づいたからだのリセット術に関しては、170本以上のテレビ出演や250冊以上の各種雑誌で取りあげられる。

本書は2016年7月に小社刊行『肩こりの9割は自分で治せる』をビジュアル図解版として改題・再編集したものです。

STAFF

デザイン・DTP	株式会社WADE
イラスト	株式会社WADE
モデル	長野美香・武林真子・富田樹
編集	安田薫子
撮影	小久保松直
DTP	松井和彌

筋膜リリースで肩こり解消！

2018年3月20日　初版第1刷発行

発行人	北畠夏影
発行所	株式会社イースト・プレス 〒101-0051　東京都千代田区神田神保町2-4-7　久月神田ビル tel.03-5213-4700　fax.03-5213-4701 http://www.eastpress.co.jp/
印刷所	中央精版印刷株式会社

ISBN 978-4-7816-1645-2